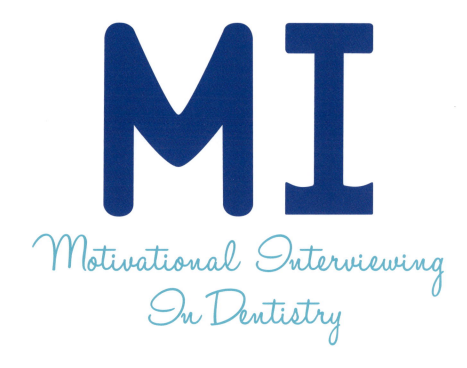

世界の医療界が変わった、
MIの"問いかけ話法"

Lynn D. Carlisle 著

■ 謝　辞

　最初の著書『In a Spirit of Caring』の謝辞を、私は次のような言葉で始めました。

　"一見、本の執筆というのは孤独な努力です。書き手はキーボードの前に座って本をつくりあげます。私の場合、じゃまの入らない静かな場所で作業するのが一番はかどります。でも、この孤独は幻想です。本を書いているあいだずっと、私の傍らには、同じ考えを分かち合ってきた人々がいてくれました。"

　20数年がたち、本書『Motivational Interviewing in Dentistry』を執筆している今もそれは変わりません。1作目と同様、カール・ロジャーズやアーサー・コームズ、ボブ・バークレー、L.D.パンキーが私のそばにいます。予防的な、患者との関係性を基盤にした歯科医療の先駆者であるボブ・フレイザー、リッチ・グリーン、マイク・シュスターは私の仲間であり、MIというすばらしい手法の経験豊富な先輩でもあります。

　本書を執筆するにあたって、カム・ヴェナー、マリー・オズボーン、デヴィッド・クロウ、トニ・アダムス、ビル・ブラウン、マイク・ロビショー、ビル・ワソン、テリー・モイヤーズ、ステファン・ロルニックといった人たちも加わりました。テリー、カム、ステファンはいずれもMI界の博士であり、私が学ぶ際にあらゆる面でサポートしてくれました。歯科衛生士のマリーとトニは、ワークショップをしたりレポートを書いたりなど、歯科医療者と患者のコミュニケーションや関係性の分野を共に研究しています。

　デヴィッド・クロウは患者の立場から、「上手に変化を促してくれるようなコミュニケーションや医療者との特別な関係が、自分たちにとってどれほど大切か」を述べており、その著書『A Few Words from the Chair』は非常に参考になります。

　ふたりのビルは同輩の歯科医師であり、同じ研究を行なう仲間です。何らかの理由で長年連絡を取っていなかったのですが、私のウェブサイト『In a Spirit of Caring』を通じて再会しました。まるで、同じ道を歩みながら長いあいだ音信不通だったいとこのような感じです。私たちは、患者との関係性を基盤とした予防歯科医療に対して同じ情熱を持っています。

　マイク・ロビショーは『In a Spirit of Caring』の活動に最初に参加したメンバーで、医療者と患者が特別な関係を築くことがいかに重要かを広めるため、20年ものあいだ私をサポートしてくれました。患者と信頼関係を築きながら医療を行なう歯科医の模範がいるとすれば、それはマイクです。

謝 辞

　もうひとり、MIの開発者であるウィリアム・ミラー氏がいます。彼は、本書を書くきっかけを与えてくれました。本をつくるには多くの段階がありますが、そのすべてにおける彼の尽力に感謝しています。彼の助力、指導、アドバイスがなければ書きあげることはできませんでした。クライエントを中心とした医療を実践している彼に、本書を捧げます。読めばおわかりになると思いますが、彼なくしてMIへの取り組みはありえなかったでしょう。ミラー氏と、上に名前を挙げたすべての方々に深くお礼申し上げます。

　また、本書を手に取ってくださった日本の歯科医療従事者の皆様にもお礼申し上げます。本書を、ご自身と患者さんにとって新しい歯科の領域を切り開くきっかけにしていただければ幸いです。患者さんの健康の"補助役"――支援者あるいは導き手――となることで、日々の仕事に対する感謝の気持ちや充実感をますます得られますよう、心から願っています。

　最後に、(株)オーラルケアの大竹喜一氏にも深く感謝いたします。彼の抱く未来の歯科界へのヴィジョン、献身、尽力、そして励ましのおかげで『Motivational Interviewing in Dentistry』の日本語版をこうして出版することができました。

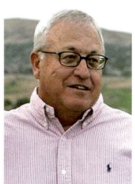

Lynn D. Carlisle
リン・カーライル／歯科医師

1968年から2005年まで、アメリカ・コロラド州にて臨床に携わる。豊富な臨床経験に基づき、現在は"患者中心の歯科医療"とそのコミュニケーションについての考察・研究・コンサル・執筆活動などを広く行なっている。

■ MIの開発者、ウィリアム・ミラー氏による序文

　1983年の論文でMIの概念について発表したとき、それがどの程度、またどんな速さで広まるか私にはわかっていませんでした。でも1989年にステファン・ロルニック[※1]と知り合ったときには、MIはすでに（私の知らないうちに）イギリスにおける中毒治療の一般的なアプローチとなっていました。

　スカンジナビア諸国、オランダ、オーストラリアでもすぐに取り入れられ、ヘルスケアに利用されるようになりました。その後、犯罪者の更生やソーシャルワーク、教育、メンタルヘルスに利用され、今や歯科でも活用されています。文化の違いを乗り越えて、最後に数えたときには少なくとも47の言語でトレーニングが行なわれていました。

　MIは特別新しくもなければ変わった考えというわけでもないのですが、医療者には何かしらピンと来るものがあるようです。患者や友人、家族に対し「健康のためだから」と今の行動を改めるよう勧めたとき、防御や拒絶の姿勢、意固地な態度といった反応にぶつかるからではないでしょうか。でもこの「変わらなければと思いながら同時に変わることを拒む」というアンビバレンス[※2]は、病的な反応ではありません。たんなる人間の本質です。言ってみれば、変化に向かうときの1つのステップです。

　多くの人にとっては現状維持のほうが心地良く、変化には努力が必要なのです。「押し売り販売は効果的でない」とされていますが、患者をつなぎとめるときも同じです。健康のための行動を起こす理由や動機、またそれをどうやって達成すればいいのかというアイデアは本来、各人がすでに自分の内に持っているのです。理由や知恵を他人が与える必要はないし、与えようにも簡単ではありません。必要なのは、すでに各人が持っているものを見つけ、呼び覚ますことです。なぜなら人は、自分の考えによって自らを納得させる傾向があるからです。作家のギャリソン・テイラーがそれをうまく表現しています。

「言葉にして初めて、人は自分が考えていることがわかるものだ」

　MIとはまさに、その言葉を引き出すために対話をする、ということなのです。

　ではどうすれば、MIの手法を臨床や予防歯科の中で応用できるのか。それを初めて論じているのが、カーライル氏のこの本です。実質的な臨床試験データはまだ出ていませんが、それでも「MIは歯科診療に有効である」と示そうとしています。MIを特定の分野に応用して書いている新刊書のほとんどがそうですが、臨床医の興味や認識のほうが先行し、有効性試験はそれに刺激を受けた形で後から行なわれます。MI

[※1] イギリス・カーディフ大学の臨床心理学教授。ミラーと共にMIを開発。

[※2] スイスの精神科医ブロイラーが創始し、フロイトが精神分析理論に組み入れた言葉。変化に際して相反する感情を同時に持ったり、相反する行動を同時にとったりすること。たとえば、期待と不安、愛と憎しみ、変わりたいと同時に変わりたくないなど。平たく言えば、葛藤し迷っている状態。どちらにも価値を感じている状態であることから、日本語では「両価性」「両価的状態」と翻訳されることもある。詳しくは第2章へ。

MIの開発者、ウィリアム・ミラー氏による序文

が臨床に役立つことはすでに明らかなので、試験は後づけをすればいいだけです。確かに謙虚に主張すべきではありますが、MIが人々の口腔衛生をより良くするのに無効だと考える理由はありません。MIの効果は医療者、現場、研究によって大きく異なります。つまり、まず試してみて、自分にとって有効かどうかを確かめることが大切です。

ただし1つ言っておきたいのは、MIは単なるテクニックではないということ。MIは、相手と同じ立場にたち、行動を変えることについて話し合う特別な対話方法です。活用するにあたっての臨床的なスキルを磨くには時間と訓練が必要ですし、ときにはコーチングが必要かもしれません。診療の中で少しずつやり方を調整していき、患者の反応が目に見えて変わってきたら成功です。

まず、相手の間違いを反射的に正したくなってしまうクセや、説き伏せ、なだめすかし、説教し、警告したくなる誘惑を手放すことが大切です。そうすれば、「患者が行動する動機や答えは私が出すべきだ」という専門家が陥りやすい罠から逃れることができるでしょう。もちろん、歯科診療の技術的な事柄に関しては医療者のほうが専門知識を持っています。しかし行動を変えることについては、一番良く知っているのは患者自身です。

だからこそMIのような、医療者と患者が協力して取り組むアプローチが必要になります。医療者は命令によって患者の行動を変えることはできませんが、対話を通して患者自身の価値観を変え、行動を変える意欲を呼び起こすことならできます。

カーライル氏に感謝いたします。彼は「クライエント中心療法(Client-Centered Therapy※3)」を開発したカール・ロジャーズ氏の研究に関心を示し、論じ、歯科医療にとってMIがいかに有益なツールであるかを理解しました。彼はまさにMIをいち早く導入した人物です。そして今ではほぼ毎週、まるで春の野草のように、患者の口腔衛生状態を改善するためのMI関連書が新たに出版されています。

本書の中でカーライル氏は、長年の臨床経験で培った豊富な視点から、MIの有用性について独自の洞察を述べています。読者の皆様にとって、本書が何らかのお役に立てば幸いです。

ニューメキシコ大学　心理学精神医学名誉教授
ウィリアム・ミラー
2014年6月

※3 アメリカの臨床心理学者であるカール・ロジャーズらによって提唱された、患者を尊重したカウンセリング方法。医療者が指示を与える従来の方法と区別するため、その名称はまず「非指示的療法(Non-Directive Counselling)」とされた。その後「クライエント中心療法(Client-Centered Therapy)」に改名され、最終的には「人間中心アプローチ(Person-Centered Approach)」に改名された。カール・ロジャーズについての詳細はP.15へ。

■ はじめに

　数年前、私はいくつかの情報源からMotivational Interviewing（以下MI[※1]）のことを知りました。でも、タイトルのせいであまり気に留めませんでした。40年にわたって歯科診療を行なってきた経験と、心理学者のカール・ロジャーズやアーサー・コームズの開発したクライエント中心療法を実践してきた経験から、ある確信を抱いていたからです。それは「行動を起こす理由や動機を見つけることができるのは本人のみ」というものでした。

　他人は、手助けをしたり補佐したりすることはできます。もしくは治療のきっかけになるような情報を与えたり、行動を起こす理由を本人が見つけられるような状況をつくり出すことならできます。でも、理由や動機そのものを与えることはできないのです。だからMIは、セールスマンが言葉巧みに顧客を操って商品を買わせるセールステクニックの1つに違いない。そう思い込んでいました。

　私はしばらくMIを無視していましたが、その後も何かと耳にするので試しにGoogleで検索してみました。すると、最初に閲覧したページには次のように書いてありました。

> **MIとは何か？**
>
> 相手から「現在の行動を変える理由や意欲」を引き出し、健康へとつながる行動に向かうようサポートするための対話である。
>
> 「行動を変えることについて相手がどんな発言をするか」に着目し、変化の障害となるアンビバレンス（変わりたいと同時に変わりたくないと思う迷いの状態）の解消を手助けしていくカウンセリングスタイルである。
>
> 受容と共感の雰囲気を大切にしながら相手の真意を引き出し、その人が自分自身の目標に向かって行動するのを支援するよう設計されている。

　この言葉で、「MI」という用語に対する否定的な解釈は一変しました。まさに、私が考えてきたことと同じだったからです。

　私はさらにGoogleを読み進めました。MIの発案者であるニューメキシコ大学の心理学精神医学科名誉教授、ウィリアム・ミラー博士について知ったのもこのときです。彼が初期に、カール・ロジャーズらのクライエント中心療法や認知行動療法を実践し

[※1] 編者注 日本では「動機づけ面接」と訳されることが多いが、「動機づけ」という言葉は、心理学やカウンセリングに馴染みのない人に対し「医療者側が動機を与える」という印象を与えてしまう可能性がある。そのため本書ではあえて日本語に訳さず、「MI」と表記することにした。

はじめに

ていたこと。中毒患者を対象にこのカウンセリングを行ない、従来のものよりはるかに効果的であったこと。従来のカウンセリングスタイルが「非常に権威的で、対立的で、屈辱的でさえあり、極度に指示的な話法に頼っていた」と気づいたことなどが書かれていました。

またミラー氏が、ロジャーズらの研究をベースにして新たにつくったカウンセリング方法についても読みました。それは、対決したり防御的にさせたりすることなく、相手の"変わることへの意欲"をよりどころにした方法です。つまり、クライエント自身に行動を変える理由を見つけさせるのです。

私は夢中になって読み続けました。そして、1冊の本を見つけて注文しました。ミラー博士とステファン・ロルニック博士、クリストファー・バトラー先生の書いた『Motivational Interviewing in Health Care[※2]』という本です。最初の一文には、特に惹きつけられました。

[※2] William R. Miller, Stephen Rollnick, Christopher C. Butler "Motivational Interviewing", The Guilford Press
1992年に初版、2007年に第2版、2012年に第3版が刊行された。

「この本は、患者に行動を変えてもらうことに多くの時間を割いている、
　すべてのヘルスケア従事者のためのものです」

著者たちは、医療者と患者がヘルスケアについて話す際の"向き合い方"に着目し、そこに健康上の問題を解決するポイントがあると考えます。医療者のカウンセリングスタイル（もしくはその欠如）のせいで、患者が努力を拒むケースが多いからです。信頼や尊重、思いやりの雰囲気こそが、行動の変化につながると彼らは確信しています。そして、患者が自分にとって最善の選択をするよう導くカウンセラーのアプローチを、「引き出す」「呼び起こす」という言葉で表現しています。こうした対話は、MIを使えばできると彼らは考えていました。

これはまさしく歯科に必要なものではないでしょうか。各章を読み進めるにつれ、私の疑問はどんどん大きくなっていきました。
「どうして今までMIを見逃していたんだろう？　40年近くクライエント中心療法を実践し提唱してきたのに、気づかなかったなんて！　私の大切にしてきた哲学とそっくりじゃないか」と。

最後の章を読み終えた後、私はGoogleを検索し、ミラー博士の情報とメールアドレスを見つけました。そしてどのようにMIを開発したのか、ロジャーズ博士の研究からどんな影響を受けたのかを問い合わせると、返事はすぐに来ました。そこには、中毒患者にカウンセリングをしたときのことが書かれていました。実践したのがクライエント中心療法であったこと。ロジャーズとは面識がなく「彼のワークショップに参加し

なかったのを悔やんでいる」と付け加えられていました。

　私もすぐに返信しました。ロジャーズらの考えを学んできたことや、「クライエント中心療法」を歯科診療に応用しようとこれまでやってきたこと。また、ずっとMIを見過ごしていた自分にすっかりあきれているということも。そして、これまでに歯科においてMIを活用した例があるかどうか尋ねました。彼の答えは「あまりない」というものでした（後ほど調べたところ、確かにMIの活用例はほとんどないということがわかりましたが、現在ではレポートや関心は非常に増えています）。

　このやり取り以来、ミラー博士は私がMIについて質問するといつも親切に回答してくれます。私は、彼の書いた書籍を読み、MIに関するビデオを視聴し、2日間のMIワークショップ入門編と上級編の両方に参加しました。

　ミラー博士がジャーナル『Behavioral Psychotherapy』で初めてMIについて書いたのが1983年。2012年に『Motivational Interviewing（第3版）』が出版された時点で、このカウンセリング手法に関する書籍は1,200冊を超え、200以上の臨床試験が行なわれていました。さらに2,500名以上のMIトレーナーがおり、45か国語で教えていました。学術論文の検索エンジンGoogle Scholarで調べると、MIに関する論文は30,000本存在し、2011年には新しい論文が5,000本、MI関連書が40冊増えていることもわかりました。つまりMIは、きちんとしたエビデンスに基づくものだということです。

　それなのに歯科は、「人が変わるのを手助けする」という方法を見過ごしてきたのです。私があきれ返ってしまうのもおわかりいただけるでしょう。私がMIをすばらしいと感じるのは、「どうやってクライエント※3と対話し、行動を変えていけばいいか」という課題に対し、MIが健全で具体的な方法を示してくれるからです。そして、歯科に長年欠けていたクライエントとの本当の信頼関係を、つまり、「変わろうとする人を手助けしていく」という深い関係性をもたらしてくれるからです。

　カール・ロジャーズのクライエント中心療法は、確かに非常に効果的です。そのため、カウンセラーや様々な職種の専門家に大きな影響を与えてきました。でも歯科医療者にとっては、きちんと理解して活用するには難しい療法です。まるで外国の文化や言葉のように。

　それに対しMIは、相手を健康へと導くことを目的にした対話方法なので、歯科医療者に馴染みやすいといえるでしょう。トレーナーのネットワーク※4を通じてより利用しやすくなってきてもいます。MIを適切に活用すれば歯科医療は大きく向上します。

※3「患者」という言葉には、従来の診療スタイルにより、医療者の指示に従って動く受け身な人のイメージがしみついている。一方、MIでは患者をあくまでも医療者と対等な立場の人と捉える。本書ではその考えに基づき、クライエント中心療法やMIの文脈では患者を「クライエント」と表現する。

※4 MINT（Motivational Interviewing Network of Trainers）

直感的に行なっているコミュニケーションに対しても、中身と裏づけを与えてくれるでしょう。

　私は過去に、2冊の本※5を出しています。そこでは思いやりの精神や医師と患者のあいだの関係性、人間中心のアプローチがいかに重要かについて書きました。また、私自身の生活や歯科診療の中で、実際それをどのように行なってきたかも述べています。ただその2冊を書いていたときには、私はまだMIについて知りませんでした。MIの特別なスキルやアプローチは、2冊に欠けていたものを見事に埋めてくれました。

　そういうわけで、私はこの"歯科におけるMIの本"を書きたいと思うようになりました。内容は次の通りです。

- ○「クライエントを中心にする」という考えは、いつ歯科に入ってきたのか
- ○ MIとは何か
- ○ MIを使うことは、なぜ歯科において革新的なのか
- ○「聞き返し」の活用方法
- ○ クライエントの発言の捉え方
- ○ クライエントが抱く不信感への対処方法
- ○「指示」をせずに導く方法
- ○ 効果的な情報提供の仕方
- ○ 歯科医療者が陥りやすい罠
- ○ アンビバレンスについて
- ○ その他のMIの特徴

　クライエントとどのように対話すれば信頼関係を築くことができるのか。どうすればクライエントの悪い習慣を良い習慣に変え、健康へと導くことができるのか。この課題は歯科医師はもちろん、歯科衛生士にも歯学部の学生にも共通していますが、MIは1つの解決方法を示してくれます。MIを用いれば、口腔環境や口腔感染と全身疾患（糖尿病やがん、骨粗しょう症、心疾患、肺疾患、炎症、肥満、妊娠合併症など）の関係について理解してもらい、セルフケアを実践してもらいやすくもなるでしょう。

　MIを学ぶことは、コンセプトもボキャブラリーも異なる新しい言語を学ぶのに似ています。歯の治療とは違って、MIにはこれだという正解はありません。失敗しても大丈夫です。ぜひ本書を活用し、楽しみながら学んでいただければと思います。

※5 "In a Spirit of Caring"
Kendall Hunt Pub Co, 1994
"In a Spirit of Caring Revisited"
BookBaby, 2011（kindle版）

もくじ

謝辞
MIの開発者、ウィリアム・ミラー氏による序文
はじめに
もくじ

第1部　MIとは何か？

第1章　歯科における「クライエント中心療法」の歴史
第2章　歯科における"クライエント中心"の考え
第3章　なぜ、歯科にMIが必要なのか？
第4章　クライエントの変化を妨げるもの
第5章　MIの4つのプロセス

第2部　MIのプロセス1：関わる

第6章　信頼関係の基盤をつくる
第7章　「関わる」で使う対話スキル①
第8章　「関わる」で使う対話スキル②
第9章　クライエントの価値観と目標を探る

Take a Break 1

第3部　MIのプロセス2：フォーカスする

第10章　フォーカスはなぜ必要か？
第11章　目的地を見つける
第12章　情報を交換する

Take a Break 2

第4部 MIのプロセス3：引き出す

第13章　アンビバレンスを解決するために
第14章　変化についての発言（チェンジトーク）を引き出す
第15章　変化についての発言（チェンジトーク）を強化する
第16章　現状維持の発言と反発に対処する
第17章　希望と自信を引き出す
第18章　自己矛盾に気づかせる

Take a Break 3

第5部 MIのプロセス4：計画する

第19章　計画に向かう準備
第20章　計画を立てる
第21章　計画を実行する意欲を強化する
第22章　行動変容をサポートし続ける

Take a Break 4

第6部 MIを歯科診療のどの場面で使うか？

第23章　診療の中でMIをどう活用するか？
第24章　MIを学ぶ者にとって大切なこと

おわりに

第1部

MIとは何か？

MIは、人々が様々な葛藤を経て
変化に向かうのを支援していく、
特別な目的のためのツールです。

第1章　歯科における「クライエント中心療法」の歴史

第2章　歯科における"クライエント中心"の考え

第3章　なぜ、歯科にMIが必要なのか？

第4章　クライエントの変化を妨げるもの

第5章　MIの4つのプロセス

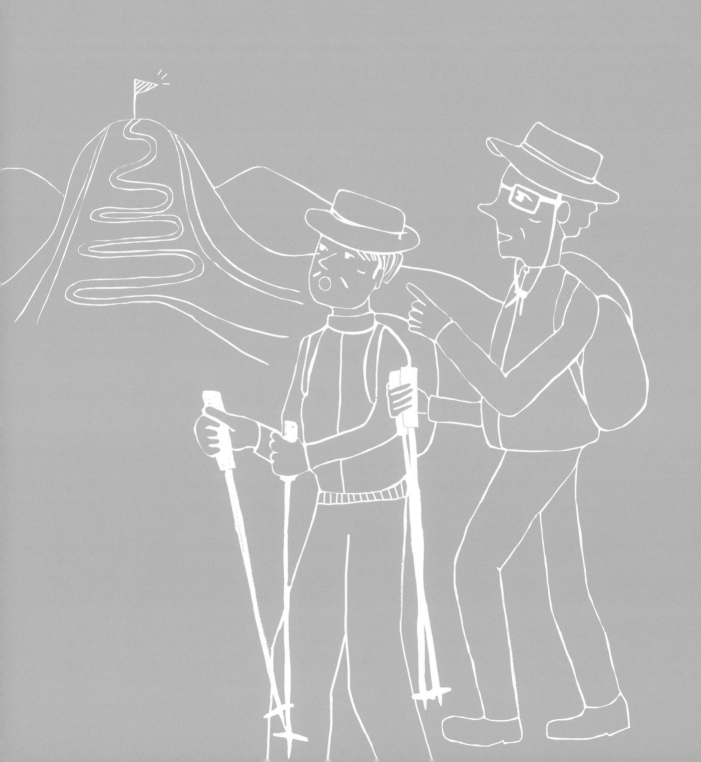

第1章
歯科における「クライエント中心療法」の歴史

| keyword | クライエント中心療法 |

カウンセリング手法の1つ。
医療者が患者に指示を出すのではなく、患者の意志や意欲を引き出し、尊重しながら支援していくのが特徴。

　「クライエント中心療法」というのは、クライエントの価値観や心情を尊重しつつ、その人自らが健康に向かって行動するよう促すカウンセリングの手法です。心理学者のカール・ロジャーズ氏が1960年代に提唱しました。カウンセラーや医療者は往々にして、専門家としての価値観や正解を押しつけ、自分を中心に医療行為を進めがちです。しかし、それではクライエントの行動は変わりません。ロジャーズは「答えはクライエント自身が持っている」という大前提に立ち、「医療者の役割はその答えを共に探し、引き出し、健康へ向かう支援をすること」だとしました。そしてこの考えを具体的な手法に落とし込んだのが、本書に言葉を寄せてくださったウィリアム・ミラー氏の提唱するMIです。

　MIについて述べる前に、この章ではまず「クライエントを中心にする」という考えが歯科の世界にどのように入ってきたのかを振り返ってみたいと思います。

　クライエント自身の価値観や心情を尊重し、行動の意欲を引き出す。この考えを最初に歯科に持ち込んだのは、1960年代に活躍したアメリカの歯科医師、ロバート・フランク・バークレー[※1]です。バークレーは、「患者が日常的にプラーク除去を行なえば口腔疾患は抑制できる」というサムター・アーニム[※2]やチャールズ・バス[※3]、ハロルド・ルー[※4]らの研究結果を開業医たちに紹介しました。当時のアメリカ歯科界は治療一

※1 Robert Frank Barkley:
（1930-1977）アメリカの歯科医師。

※2 Sumter Arnim:
（1904-1990）アメリカの歯科医師。

※3 Charles.C. Bass:
（1875-1975）アメリカの医師。

※4 Harald Löe:
（1926-2008）デンマークの歯科医師。

第1章 歯科における「クライエント中心療法」の歴史

色でしたが、そこに「予防」を広めようとしたのです。そして、予防を実現するためには「患者とのあいだに深い信頼関係を築くことが不可欠である」と強く訴えました。

アメリカ全土はもとより世界各地を渡り歩き、自分が学んだ新しい概念について何千人もの前で講義するバークレー。ストーリーテリングのうまさから、「歯科界のエイブラハム・リンカーン」と評する人もいました。そして各地で熱狂的に迎えられる姿はまるでロックスターのようでした。「削る・詰める・請求する」に明け暮れていた歯科医師たちは、生まれ変わったかのようにプラークコントロールと予防歯科を診療に取り入れようとします。「歯の大工」から「ヘルスケアの専門家」に転身しようとして……。

ところが、当の患者はセルフケアを積極的に行なってくれません。多くの歯科医師が予防歯科に挫折しました。原因はどこにあったのでしょうか？

バークレーは心理学者のネイザン・コーン[※5]に助けを求めました。そして、当時の歯科の状況を的確に表すコーンの言葉に衝撃を受けます（この言葉は、バークレーの時代から50年経った現代の歯科においてもなお、ぴたりと当てはまります）。

「歯科疾患の再発防止や予防を、歯科医師と協力して長期にわたって行なう。そうすれば、患者は魅力的な外見や快適な咀嚼を生涯維持することができ、治療費も抑えることができる。つまりデンタルケアは、歯科医との良好な関係性の中で行なっていくものだ。しかし医療者は、患者がそのことを理解できるよう振る舞えていない。歯科医であるその人、または歯科医という職業そのものに、患者とこうした関係を築く能力がないのだ。それこそが、適切なデンタルケアを行なわない人が多いという問題の主な要因であろう[※6]」

原因は医療者たちが「プラークコントロール」だけを実行し、「患者と良好な関係を築く」という要の部分を無視したことにありました。つまり、自分の役割や患者とのこれまでの関係性を見直すことなく、「歯を磨け」という一方的な指導だけを行なったために、患者を行動させることができなかったのです。

問題は、医療者の関わり方にある……！　そのことに気づいたバークレーは、解決策を模索します。そして、カール・ロジャーズをはじめとする、当時新しい潮流をつくっていた心理学者たち[※7]の考えに出合いました。

「答えの大部分は、相手を尊重したヒューマニスティックなマネジメントを研究することによって、つまり一方的に指導するのではなく、相手を参加させるようなやり方で行なう子育てや教育や教義を研究することで得られる。これまでの説教、教育、

※5 Nathan Korn：
心理学者。当時、歯科医師のグループとの研究を多数行なっていた。

※6 Illinois Academy of Dental Practice Administrationのメンバーとネイザン・コーンは包括的研究を行なった。この論文はその研究をベースに1960年代半ばに書かれたものだが、ADAライブラリーの協力を得ても見つけることができなかった。この文章はバークレーの論文からの転載。

※7 1960年代に生まれた心理学の潮流で、「人間性心理学（ヒューマニスティック心理学）」。人間を「主体的で自由な意思を持ち、個性や独自性を発揮しながら自己実現していく存在」として扱う。ロジャーズのほか、マズローやパールズなどがいる。

行動喚起、医療者と患者の関係には多くの非ヒューマニスティックな信念が沁みついているが、それを明らかにすることにもなろう」

　バークレーは歯科医療の現状を振り返り、決定的に足りていないものをロジャーズたちから吸収していきました。心理学者たちの考え方とは、具体的にどのようなものなのか。重要な部分を以下にまとめます。

人間について

- 人はそれぞれ、自分自身の中に「自分はどういう人間か」を理解するための、そしてその概念や行動を変えるための膨大な資源を持っている。医療者が変化を促す環境や雰囲気をきちんとつくりさえすれば、患者からこうした資源を引き出すことができる

- その人の行動が間違っていたとしても、人間としての性質が悪いのではない

- 人は自分自身の理由で行動するのであって、他者の理由では行動しない

関係性について

- 医療者は健康改善を手助けする「支援者」となるべきだ。従来のように「指示する者―される者」の関係ではなく、「変化しようとする者―それを支える者」の関係性が必要である

- 医療者とクライエントは、相互依存の関係にある。クライエントを、問題を解決するチームの責任あるメンバーと捉える。ゴールを設定するときにも実際に取り組むときにも、双方が参加する

第1章 歯科における「クライエント中心療法」の歴史

医療者に必要な姿勢

- クライエントと向き合うにあたり自分自身が感じていること、考えていること、話すこと、行動が一貫していて、そこに嘘や矛盾がない[※8]

- クライエントの感情や態度、話の内容、社会に対する姿勢や人生に対する価値観などを無条件に、包み込むような雰囲気で受け入れる[※9]

- クライエントの苦しみや悲しみ、怒りといった感情を、最大限の想像力を働かせて自分自身の感情として体験し、相手の人間性を心から理解するよう努める[※10]

- "walk in their shoes"(彼らの靴を履いて歩くこと)が必要である。つまり、客観的な科学的判断に基づいて性急に結論を出さず、クライエント一人ひとりの世界に入り込み、彼らの視点から物事を見なければならない

- クライエントを操作したり、なだめたり、説き伏せたり、強制したりしてはいけない。目標の実現に向かって自由に行動できる状況をつくり、成長を促すよう手助けをする

- 目に見える行動やその行動を変える方法に着目するのではなく、行動の理由や意味のほうに目を向ける。またそれが、その人の人間性にどんな影響を及ぼしているかに着目する

[※8〜10] ロジャーズはカウンセラーに必要な条件として「純粋性と一致」「無条件の肯定的配慮」「共感」の3つを挙げている。

これらの考え方はバークレーにとって、患者を適切で積極的なセルフケアへと導いていく大きなヒントになりました。そして学んだことを歯科診療に落とし込み、「三段階の成人教育」という初診面接の方法を開発します。検査データを客観的に見て、患者と共に問題を発見し診断していくという新しい診療スタイルを築いたのです[※11]。

1972年に出版された革新的な彼の著書『Successful Preventive Dental Practice』[※12]では、このテーマに1つの章が割かれ、「より健全な患者教育のためのアプローチ」として論じられています。私の考えでは、これは彼の著書と共に歯科における最大の貢献です。「クライエント自身の価値観や心情を尊重し、行動の意欲を

[※11] これは現在「バークレー協働診断(Barkley Co-Diagnosis)または協働発見プロセス(Co-Discovery Process)」として知られている。

[※12] この著書は長いあいだ絶版になっており、著作権をめぐるバークレー一族の争いのために再版も延期になっていることから、入手は非常に困難。協働発見プロセスを診療でどう実践するかについては、『In a Spirit of Caring』を参照。また、歯科医師のボブ・フレイザー氏やマイク・シュスター氏がワークショップを行なっており、ビル・ブラウンもこのプロセスについて広く執筆しているのでそちらを参照されたい。

引き出す」という考え方が歯科に広まるカギになったからです。バークレーはこの新しい予防歯科医療を、「ヒューマニスティック・デンティストリー」と呼びました。

「私にとってヒューマニスティックとは、他の人と大いに相互依存した関係にある人を意味する。また、相手が自分の長所に気づいたり、もっと有能な人間になれるよう持ち前の能力を伸ばしたりするのをサポートしようとする人を意味する。ヒューマニスティックは、誰もが持っている（たんに肉体的な資源だけでなく）、精神的な資源を前提にしているのだ[13]」

※13 未発表 "On Becoming a Humanistic Dentist" より

■ クライエント中心療法を取り入れた、歯科ならではの理由

バークレーの紹介を皮切りに、予防歯科を実践しようとする人のあいだで、クライエント中心療法は長年にわたって熱心に研究されてきました。それはなぜなのか。歯科ならではの要因や背景について以下にまとめます。

1 医療者には治療ではなく学習を促す役割があることを発見した

クライエントにプラークコントロールを実践させるため、歯科医療者たちは説教したり「ここを磨いてください」という指示シートを渡したり、技術を教え込んだりした。しかし、それでは予防につながらないことを理解。「人間はどのように学習し、成長していくのか」を探求するなかで、自分たちの役割を捉え直す必要に迫られた。

2 歯の疾患が生活習慣病であるということが明らかになった

たとえば栄養のアンバランスやストレス、適切な口腔衛生の欠如、本来の自分と現実の自分の不適応、環境的な有害物質、社会生活を営むうえでの障害など。こうした危険因子が歯の疾患に影響を及ぼすということを認識したために、医療者は教育者かつカウンセラーの役割を果たす必要が出てきた。疾患をなくせるかどうかは、「疾患を引き起こす危険因子を、クライエント自身が積極的に取り除こうとするかどうか」にかかっているからである。

3 多くの人が、健康な口腔の価値を理解していなかった

口腔の健康は、全身の健康はもちろん、より良い生活を送ることに直結している。しかしそのことを理解していないために、ほとんどの人が腫れや出血、痛みを取り除くこと（つまり疾患の治療）だけを選んできた。健康を維持するためのケアは自発

第1章 歯科における「クライエント中心療法」の歴史

的なものであるため、まずは健康な歯があることの価値を伝える必要があった（L.D.パンキー氏[※14]によれば、患者の90％は口腔が健康であることの価値を理解・評価していない）。

4　医科ほど高額な費用が発生しない
歯科診療は生命を脅かす外傷や疾病に直面することがないため、医科ほどの高額費用が発生しない。また、予防や治療が簡素化したこと、治療分野の人間工学的設計が進歩したことなどにより、デンタルケア費用が抑制された。医科に比べて合理的な費用で口腔の状態を修復できるため、健康へ向かうクライエントの意欲を引き出しやすい。

5　歯科には、時間と生命の緊急性がない
歯科では、稀な場合を除いて生命を脅かす病気を扱わず、来院する人のほとんどは身体的に健康である。緊急や応急の治療がないおかげで、歯科医療者はクライエントと長期的な関係を築くことができる。口腔衛生の価値をしっかり感じてもらうための学習環境を整えたり、生活習慣を変えるようカウンセリングを行なうこともできる。

6　歯科には、新しい診療の必要性を理解する人がいた
バークレーをはじめ、L.D.パンキー、ウィルソン・サウザム、マイク・シュスター、エイブラム・キング、リッチ・グリーン、チャック・ソレンソン、オマー・リード、ダグ・ヤング、ボブ・フレイザー、クリフ・カッツ、バド・ハム、ブルース・ペターセンなど。彼らにより、クライエントと良好な関係を築き、健康へと導いていくためのシステムが構築された。

　以上のことから考えてみると、歯科においては「クライエントを中心とする」という考えが必要になったと同時に、うまくフィットするものでもあったということになります。

※14 L.D.Pankey（1901-1989）
アメリカの歯科医師であり、歯科医療哲学者。

第2章
歯科における"クライエント中心"の考え

　「専門家である医療者が答えを持っている」のが常だった歯科界に、「患者自身の価値観や心情を尊重し、行動の意欲を引き出す」という新しい考えを持ち込んだバークレーでしたが、1977年に47歳という若さで亡くなります。飛行機事故でした。

　しかしその哲学は、バークレーの影響を受けた者たちによって受け継がれてきました。先人の提唱した予防歯科医療を実践し、常にその問題と向き合ってきたのです。長年の試行錯誤によって様々に発展してきた、歯科医療におけるクライエント中心の考え方の特徴は以下のとおりです。

①クライエントは、健康に向かうプロセスにおいて、医療者と対等なものとして尊重されるべきパートナーもしくは共同構築者であり、自分自身の健康に責任を持つ協力者である。また医療者は、クライエントの回復を支援するための知識とスキルを持つ導き手であり、情報源であり、パートナーである

②人間は生まれつき、より健康になることを求めるようできている。自分自身の内に、健康へ向かおうとする素質や衝動、傾向を持っているからだ。それを引き出してくれるような環境がきちんと与えられれば、より良い健康と生活を選ぶはずである

③病気は人間の身体的、感情的、精神的発達の調和が乱れた状態である。この不調和が人間の成長と発達を妨げる。しかし病気や疾患には、創造力や生成力もある。病気や疾患をきっかけに、患者は成長したり変化したり、新たな学びを得ることがあるからだ

④「健康」とは、たんに「病気がないこと」ではない。健康には、個人、社会、対人関係、社会環境、環境、身体及び精神といったすべての要素が含まれている。そして、こうした要素がすべて相互につながり合っている

⑤人間はそれぞれ個性を持っており、ダイナミックな成長と変化を経験することができる。健康と病気とが成長につながり、ありのままの自分や自分らしい生き方の発見につながることもある

⑥医療者の人柄や誠実さが、クライエントと向き合う際の重大な要素である。医療者の態度と信念が回復の助けになることもあれば、妨げになることもある

⑦医療者とは、クライエントの生活を肯定して、成長や変化を支援する職業である。双方の人間性が、治療の主要な要素である。生活習慣は病気や疾患の要因であり、治療にも健康にも寄与する

⑧歯科医療者チームがクライエント中心療法を応用し、クライエントの回復を支援するには、この療法の核となっている価値観を真に理解していることが不可欠である

⑨「医師―医療チーム―クライエント」の良好な関係が、成功の要である。この関係は、「クライエントの成長と回復を助けることを目指し、尊敬と思いやりの念を持って向き合うことこそがデンタルケアの基本だ」とする信念に基づいている。思いやりの精神は、医師や医療チームの心から生じる。この精神に従って努力すれば、医療者は満足のいく歯科診療を実践できる

　"医療者はクライエントに一人の人間として向き合い、その深い関係性の中で相手が健康になれるよう支援すべき"。このロジャーズの考えや研究は、バークレーに多大な影響を与えたばかりか、私個人の生活や歯科医師としての生活にも、そして関係性を

重視した歯科医療を実践しようとする人たちにも大きな影響を及ぼしています。残念ながら歯科の大きな流れにはほとんどインパクトを与えませんでしたが、ミラーとロルニックの研究には影響を与え、MIが生まれました。MIも、クライエントと医療者の信頼関係に基づく歯科医療も、クライエント中心療法という木から伸びた枝のようなものです。第1章の冒頭で述べたように、クライエント中心療法を具体的手法へと進化させたものがMIなのです。

　たまに「セラピストが使うカウンセリング手法をMIでも使うのですか?」とか「歯科医療から逸脱しすぎではありませんか?」といった質問をする歯科医療者がいます。答えは「YES」です。
　MIを開発したミラーとロルニックは博士号を持つ心理学者ですから、歯科医療者が超えるべきではない一線というのは確かにあるでしょう。でもこの一線というのがどこかについて、明確なガイドラインはありません。セラピストでない人がどのようにクライエントを手助けできるのか、多くの研究が行なわれてきたのもそのためです。本書ではそうした研究を大いに参考にしています。この一線を越える可能性に配慮して、ミラーとロルニックはMIの使用について次のような慎重な言葉を残しています。

> *MIは、これさえあれば患者を変えられるとか、これさえあれば必ず健康に導けるという1つの"成功モデル"ではありません。人々が様々な葛藤を経て変化に向かうのを支援していく、特別な目的のための"ツール"です。*

第3章
なぜ、歯科にMIが必要なのか？

keyword	アンビバレンス

変わりたいと同時に変わりたくない、やろうと思いながらやりたくない、といった矛盾した気持ち。MIでは人が変わるときの重要なステップと考える。

　私は歯科医師になってかなり早い段階で、「自分が知っていること」と「クライエントに伝えること」のあいだにギャップがあると気づきました。自分はクライエントと敵対的な立場にいて、必要な治療をどうにかして受けてもらおうと必死に説き伏せている。そんなふうに感じていたのです。そして、スタッフと関わるときにも同じようなフラストレーションを抱えていました。やがて他の歯科医療者たちと一緒に研究をするようになり、みな私と同じことを感じているのだと知りました。

　おそらく歯科医療者であれば誰もが、最善のケアや情報を提供したいと考えているでしょう。でも、どうしたらクライエントを自分の望むように行動させることができるのか。どうしたら健康につながる行動へと導けるのか。その方法については知らないのです。対話のためのトレーニングを受けたことがほとんどないからです。その点で、**MIは大いに役立ちます。何度も言うように、クライエントが自分自身で気づき、行動するのを助ける対話方法だからです。**

　歯科に来る人にはそれぞれ、「痛みのない状態でいたい」「健康でありたい」「美しくありたい」「好調でいたい」「快適でありたい」「しっかり噛める状態でありたい」といったニーズがあり、行動する意欲はそこから生まれます。**医療者の役割は、クライエントがそうした自分自身のニーズに向き合い、自ら行動を起こせるような状況をつくり**

出すことです。

とはいえ、私にはこんな反論が聞こえてきます。

「確かに、そういう考えは立派だと思います。でも、相手がガンコな場合はどうすればいいんですか？ だって今の習慣を変えたり、私が勧める治療を受けたりすることにまったく関心がないんですよ？ 痛みを避け、健康で、美しく、好調で、快適で、噛める状態でいるために彼らが動くとは思えません。そんな人たちが自分から動き出すような状況など、どうやってつくり出せばいいのでしょう。口腔が健康であることの価値を、どうやって理解させればいいのでしょう」

事実、L.D.パンキーも「クライエントの90％は歯が健康であることの価値を感じていない」と言っています。衣服や外食、家族、車、休暇、家、娯楽、家の装飾などにはお金を使うのに、歯にはお金を使わないのだと。また、ある歯科医師は「多くの人は歯科を必要としていないか、あるいはできるだけ関わりたくないと思っている。お金のあるなしに関係ない。これは過去40年間変わっていない」と述べています。

私たちがこれまで何千回も耳にしてきた「歯医者はキライ」という言葉は、歯科を求めていないという人々の意思表示です。過去に歯科医院で、身体の最も敏感な部分を切断され、穴を開けられ、つつかれ、掻把され、探られ、調べられたという経験。高額で、時間がかかり、不自由で怖かったという経験。治療がうまくいかなかったときの恐ろしい話もまた、どこかで耳にしているはずです。それにより人々は、歯科というものに先入観を持ってしまったのです。

この根深い先入観を、歯科医療者は理論的な説明や説得、操作、脅し、説き伏せ、説教、強制、提示、指示によって無理やり打開しようとします。でも相手は、歯科を必要としていない、もしくはできるだけ関わりたくないと思っている。このパラドックスを解決することが、健康を支えていくためのカギを握っているといえるでしょう。

そのためにもまず理解しておく必要があるのは、MIにおける「アンビバレンス」の概念です。

■ "アンビバレンス"とは

　MIの開発者ミラーとロルニックは、クライエントが抱く矛盾した先入観や抵抗を、「アンビバレンス」と呼んでいます。アンビバレンスとは、どういうことでしょうか。私の個人的なエピソードですが、わかりやすい例があるのでご紹介します。

　開業医を引退してコロラド州のフォートコリンズからカーボンデールに引っ越した際、私はかかりつけの歯科医と内科医、そして眼科医を新たに見つけなければなりませんでした。歯科医はすぐに見つかりました。L.D.パンキーの歯科医療を一緒に研究していたメンバーで、カーボンデールの近くに住んでいるドン・シュワルツです。すぐに見つかってほっとしましたが、最後に検診をしてからはもう2〜3年が経っています。それまで私はずっと、歯が健康でむし歯がないことが自慢でした。ただ12歳の頃、湖に飛び込んで頭を打ち、折れてしまった左上1番の代わりにブリッジを入れたことがあります。ブリッジを複数入れるため、右上1番の根管治療もしました。一番新しいブリッジでも30年は使っていました。ドンはこう言いました。
「ブリッジをすぐに取り換えたほうがいいですね。退縮が認められ、シェードは一致しなくなっていて、マージンが合っていない。他の歯の周囲にも退縮があり、3〜5ミリのポケットがいくつかあります。おそらく咬合の調整も必要でしょうね」
　私は人生で初めて、自分の歯に問題があると言われたのです。このとき、私がどうしたと思いますか？

　私は、それまでより念入りにセルフケアを行ない、退縮を観察し続け、5〜6年ものあいだ新しいブリッジと咬合調整の処置を先延ばしにしたのです。なぜでしょうか。もちろん、新しいブリッジと咬合調整の必要性について知識がなかったからではありません。費用に抵抗があったからでもないし、ドンのことを信頼していなかったからでもありません。口腔が健康であることの価値を知らなかったからでも、治療の時間がなかったからでもありません。理由はまさしく、私のアンビバレンスです。つまり「行動を起こしたい」と思いながら、同時に「行動を起こしたくなかった」のです。

　開業医時代、クライエントがすぐに行動してくれないことに不満を感じてきたのに、気づけば自分も同じことをしていました。新しく引っ越して来た人たちが何年もかかりつけの歯医者を見つけずにいるのを見て「信じられない」と思っていたのに、私自身、内科医と眼科医を探すのにずいぶん時間がかかりました。ようやく眼科医を見つけたときには緑内障になっていたことがわかり、さらに数年後、内科医を見つけたとき

にはすでに糖尿病になっていました。早く検査を受け、健康の妨げになる行動をやめていたとしたら、どちらも防ぐことができたかもしれません。

古いブリッジもまだ使い続けていました。50年歯科医療に携わり、クライエントと医療者の関係性や変化について本を書き、予防歯科の先駆者である私でも、です。自分がクライエントの立場になってみて、人々の気持ちが本当に理解できました。**行動したいと思うと同時に、行動したくないと思う。変わりたいと思いながら、同時に変わりたくないと思うのです。矛盾しています。でもこれがアンビバレンスであり、アダムとイブ以来の人間の本質なのです。**

タバコを吸う人、酒を飲みすぎる人、運動しない人もそうです。結果に何が待っているか、わかっています。タバコを吸わず、酒を飲まず、運動を習慣にすることの利点を述べることすらできるし、健康のために他にすべきことを挙げることだってできます。それでも実際はなかなかタバコや酒をやめられず、運動を始められません。

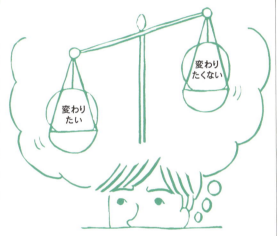

これまでの臨床経験と自分自身の体験から言うと、人が変化する際にはアンビバレンスがつきものです。MIが歯科に必要な理由は、まさにそこにあります。**現在多くの歯科医療者が行なっている説得や指示をやめてMIを用いれば、アンビバレンスを克服できる**からです。行動を変えることについて相手がどんな言葉を使うかに注意を払いながら、効果的な対話を行なっていく。フラストレーションを感じることもあるでしょうが、考えや行動の変化を促していくうえでMIは非常に役立つのです。クライエントは次第に自分の価値観や信念、関心に気づき、行動を変えることについて自問自答し、自らを説得していくようになるでしょう。

■ 歯科医療者の思い込み

しかし、クライエントのアンビバレンスをどうこうする以前に、まず歯科医療者にも解決すべきことがあります。どういうことでしょうか。

ほとんどの歯科医療者は、クライエントと特別な関係を築いたりうまくコミュニケー

ションを取ったりすることより、治療技術のほうがよっぽど重要だと考えています。あるいは、「コミュニケーションならすでにうまく取れている」という都合のよい先入観を持っています。こうした先入観はおそらく、技術や科学のほうに重点を置いた教育を受けてきた結果でしょう。

でも本当は、自分が思っているほど上手にコミュニケーションできていないかもしれません。**クライエントとのあいだに関係性を築こうとするときの最大の課題は、医療者側が「自分はうまくコミュニケーションを取れている、と思いこんでいること[※1]」**です。そのせいで、今さらクライエントと時間をかけて付き合う必要はないと考えてしまいます。ある調査によれば、内科医の60％が「自分のコミュニケーション能力は上位10％に入る」と評価しているそうです。歯科医療者の場合も、結果は似たようなものでしょう。自分は平均より上だと思い、自分はすごいと思っています。要するに、歯科医療者は自分が何を知らないかをわかっていないのです。

歯科医療をより高いレベルに引き上げるために必要なスキルは3つあります。技術的スキルとビジネススキル、そして「人と接するスキル」です。この3つ目のスキルを、歯科医療者はなんとかして身につけなければなりません。

※1 社会心理学では「自己高揚バイアス」と呼ばれる

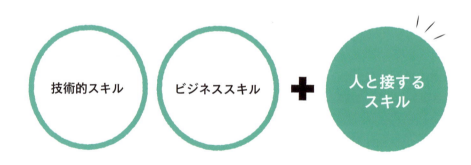

第4章
クライエントの変化を妨げるもの

> **keyword** 正したくなる反射
>
> 専門知識を持つ医療者が、患者の言動の間違いをつい正したくなってしまうこと。医療者として当然のように思われるが、人を健康へと導くときには大きな障害となる。

　前章では、クライエントのアンビバレンスや医療者側の先入観について述べました。でも実は医療者には、もう1つ障害があります。それは、**専門家として「クライエントの間違いを正したくなってしまう気持ち」**です。

　歯科医療者は、口腔の快適さや機能、衛生、健康、見た目をより良くできるよう常に勉強を重ねています。できるだけクライエントの力になりたいと思っています。クライエントが間違った選択をするのを防ぎ、最悪の事態から救いたいと思っています。なぜなら私たちは専門家であり、その人にとって何が最善かを誰よりも知っているからです。だから「間違った考えや行動を正したい」というのは当然で、もはや反射的なことなのです。それのどこが間違っているのでしょうか。正そうとして何がいけないのでしょうか。専門家らしく振る舞って何がいけないのでしょうか。

　"正したくなる反射"のベースにあるのは、「専門家である自分は、クライエントが正しいことをするよう説得すべきだ」という信念です。この信念によって、医療者は説得するためのあらゆる手段を正当化してしまいます。自分が論理的で直線的で分析的な教育を受けてきたがために、相手に対しても同じアプローチを用います。そしてそれが失敗すると大きな挫折感を抱きます。「なぜこの人は動かないのか？　こんなに一生懸命伝えたのに……」と。

第4章 クライエントの変化を妨げるもの

　間違いを正そうとすることの、何がいけないのか。次のような言い方をすればもっとピンとくるかもしれません。

> 「歯科医療者は専門家として、クライエントのことを"変わる必要がある人"として扱っています。その人が望むかどうかにかかわらず」
>
> 「歯科医療者はクライエントを救おうとしています。その人が望んでいるかどうかに関わらず」
>
> 「歯科医療者はクライエントがすべきことを指示しています。その人の自分で見つける能力や知性を尊重せずに」

　こうした考え方ではうまくいきません。**「間違った考えや行動を正したい」という専門家の罠に医療者が陥ったとき、そして何とかして正そうと躍起になったとき。比例するようにしてクライエントの「抵抗したい気持ち」が大きくなる**からです。

　私自身、この"専門家の罠"にいつも陥っています。「間違いを正したい」というのは崇高な気持ちからなのに、クライエントの抵抗をあおってしまうのです。それはクライエントが従順でないとか、無知であるとか、怠け者であるとか、現実を否定しているとかではありません。**人間には生まれつき「説得されるとつい抵抗したくなる」傾向がある**ということです。その人が「変わりたいと同時に変わりたくない」というアンビバレンスの状態にあるときはなおさらです。医療者が変わらせようと思えば思うほど抵抗する気持ちが高まり、物事

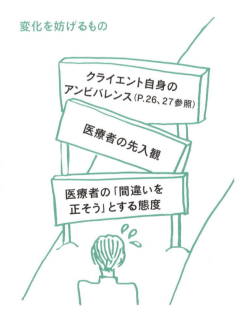

変化を妨げるもの
- クライエント自身のアンビバレンス (P.26、27参照)
- 医療者の先入観
- 医療者の「間違いを正そう」とする態度

は前に進みません。

　そこで歯科医療者に求められるのが、「共に考える態度」や「相手を受け止める心構え」、そして「思いやりの気持ち」と「相手の想いを引き出す力」です。特に、相手を思いやるには「専門家」というマスクを外し、相手の世界に入り込むことが必要です。本気で向き合い、考えや言葉や行動に嘘偽りのないあるがままの自分でいなければなりません。つまり**歯科医療者ではなく、人間として向き合うことが求められる**のです。思いやりは、態度や言葉、身振り、肯定的な雰囲気を通して相手に伝わります。

　しかもそれだけではありません。思いやりを持ってクライエントの変化や成長を支えることで、医療者は専門家としての人生に新しい意義と方向性とを見つけられるでしょう。

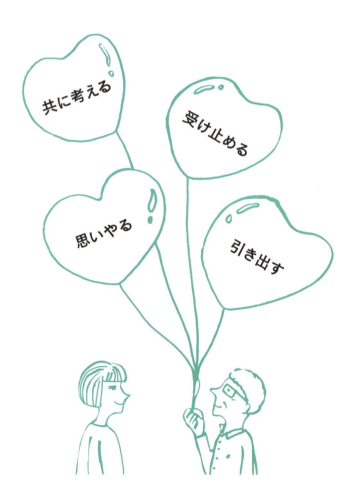

第4章 クライエントの変化を妨げるもの

第5章
MIの4つのプロセス

keyword 「関わる」「フォーカスする」「引き出す」「計画する」

MIを活用してクライエントを導いていく際の4つの基本プロセス。クライエントの状況に応じて、このプロセスを行き来する。

クライエントに思いやりの態度で接しながら、変化の理由を共に見つける。そして行動する意欲を引き出し、実際に行動するよう導いていく。それがMIですが、実際にクライエントが来院した際には何をどのように行なうべきなのでしょうか。

本章からは、これまで述べてきたMIの考え方や精神を実践と結び付けていきます。

MIには、核となる次の4つのプロセスがあります。

MI 4つのプロセス

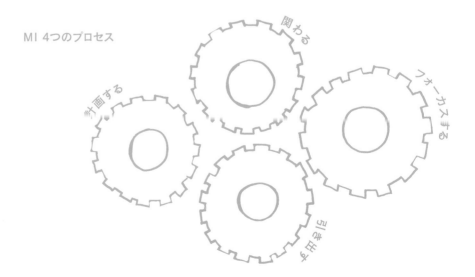

ただしこれらは、プロセスとはいえ必ずしも「1つ目が終わったら次」というような段階的なものではありません。クライエントの状況に応じて混ざり合い、打ち寄せる波のように進んだり戻ったりするものです。たとえて言うなら、**クラシック音楽ではなくジャズのように。ときには楽譜に書いてあることから逸脱し、お互いの言葉や思考から生まれる変化に合わせて自由に動くことも必要になってきます。**そのことをしっかりと念頭に置いておいてください。

ここではまず、4つのプロセスを大まかに説明します。

■ 関わる

クライエントと一緒に進んでいくためには、始まりが肝心。"強い信頼関係を築くこと"を目指して関わりをスタートすることが大切です。相手は多くの場合、あなたがどんな人で、自分をどんなふうに扱おうとしているかについてトラック1台分ほどの疑問、懸念、不安を持っています。**「人は会話の最初の数分間で相手を判断する」**と言われますが、**歯科においては特にそうです。**クライエントのアンテナは最高感度になっていて、あなたを好ましく感じるか、信用するか、瞬時に判断しています。「ここにまた来るかどうか」ということについても！

ただし、クライエントから「友好的で感じがいい」と思ってもらえればOK、というわけではありません。**「関わる」とは、クライエントの健康へとつながるような、信頼し合える関係を築くことです。こうした関わりができるかどうかで、今後のあらゆることの方向性が決まるといってもいいでしょう。**

■ フォーカスする

「関わり」によってうまくコミュニケーションの扉が開けると、クライエントが感じているニーズや課題がいくつか見えてきます。そこで今度は「どの課題に焦点を当てるか」を考え始めなければなりません。たとえばその人が配偶者に口臭を指摘され、口臭を消すために来院したとします。でもあなたは、これがたんに「口臭」という表面的な問題におさまらないことを知っています。歯周病や糖尿病の兆候かもしれません。喫煙や薬物治療をしている可能性もあるでしょう。ストレスを抱えている場合も。さて、どこ

にフォーカスしていくべきなのでしょうか。

フォーカスすることによって、あなたとクライエントは進むべき方向を決めることができます。友人とハイキングに行き、どのコースにするかを決めるときとまったく同じです。目標がはっきりすれば「何をどう変えて何を行なうのか」も明確になり、ゴールを目指して共に進んでいけるのです。

■ 引き出す

　目標を定めたら、次に行なうのは「引き出す」ことです。「関わる」と「フォーカスする」については、多くの歯科医療者がすでによく知っています。しかしMIでは、この快適ゾーンを出て「引き出す」という新しい領域に進まなければなりません。

　歯科医療者はよく、「あなたは変わるべきだ」という自分の気持ちを表明したがります。とても強い態度です。問題を見つけて解決方法を示し、これまでの行動の誤りを指摘し、解決方法を教えるのです。「すべてを知っている専門家」と、「それを受け入れるべき患者」という構図です。悪化した部分や抜けた歯を修復するだけなら、こうした"説教アプローチ"が通用するかもしれません。でも、クライエントの行動を変えたいときには無残にも失敗します。

　思い出してください。人は、自分自身に「変わらなければ」と言い聞かせることは好んでも、他人に指示されるのはキライだということを。先ほども述べたように、こちらが変えようと頑張れば頑張るほど、相手は抵抗したくなるものなのです。また、行動を変えることについて、クライエントがすでにアンビバレンスの状態にある場合もあります。経験上、人は歯を失っても糖尿病になっても、腫れや出血や不快感があっても、見た目が悪くても、痛みや感染があっても変形していても、たとえ心臓に障害があっても、健康に関わる行動を変えることには抵抗するものです。ですから、**説教や警告、なだめすかし、脅しをやめ、まずはクライエント自身が持つ価値観や考え、変化に向かう理由や意欲を呼び覚まし、引き出すことが必要なのです。**

■ 計画する

　これらのプロセスのどこかで、クライエントは「なぜ～すべきなのか?」と質問したり「～するべきか否か」を考えたりするのをやめて、「何をすればいいのか」「どうやってすればいいのか」と尋ね始めます。「変わりたい」と「変わりたくない」の均衡が破れ、

変わる準備ができたのです。そして、「行動を変えたとしたら、どういう結果になるだろう？」と考えます。あなたに質問するかもしれませんし、友だちや知り合いに聞いてみるかもしれません。インターネットで調べたり、本を買ったりすることもあるでしょう。普通、この段階までにクライエントは自分自身の目標を見つけ、変化に向けて計画を立てています。あなたからの提案やアドバイスを聞く準備も整っています。

　ただし、計画は1回では終わりません。定期的にクライエントの計画を見直し、再考することが必要になります。毎日の生活の中でいろいろなことが起こり、物事は常に変わるからです。あなたの役割は、クライエントが計画を立てるのを手助けし、また実行し続けられるようサポートすることです。

　この章では4つのプロセスについての概要をお伝えしましたが、以後の章では1つずつ掘り下げてご紹介します。

先ほども述べましたが、ミラーとロルニックは
「MIは、これさえあれば患者を変えられるとか、
これさえあれば必ず健康に導けるという成功モデルではない」
と強調しています。これは本当に重要なポイントです。
実際多くの歯科医療者は、MIのプロセスや結果を
すぐには信用できないでしょう。
これまでの論理的、分析的、科学的な患者教育をやめるのは
難しいことですし、「アンビバレンス」や「引き出す」といった
MI用語にはなじみにくいかと思います。
また、「指示する専門家」ではなく「補佐役」「支援者」
あるいは「導き手」として振る舞うのも、
そう簡単にはできないことでしょう。
正直言うと私だって、今まで一度も専門家として
振る舞ったことがないとは言い切れません。
ただ、変化に向かうようクライエントを促すことは、
前よりもずっとうまくなったと思っています。
とにかく、MIが「クライエントがアンビバレンスを経て
変化に向かうよう支援する、特別な目的のためのツールである」
ということを覚えておいてください。
すべての人があらゆる目的に使えるような万能な手法ではありません。
いつ活用でき、またどんなときには使えないか。
それはあなたが経験によって学ぶしかないでしょう。

第5章 MIの4つのプロセス

第2部

MIのプロセス1：関わる

「関わる」は、医療者とクライエントが
互いに信頼し合い、
尊重し合える関係を築くプロセスです。

第6章　信頼関係の基盤をつくる

第7章　「関わる」で使う対話スキル ①

第8章　「関わる」で使う対話スキル ②

第9章　クライエントの価値観と目標を探る

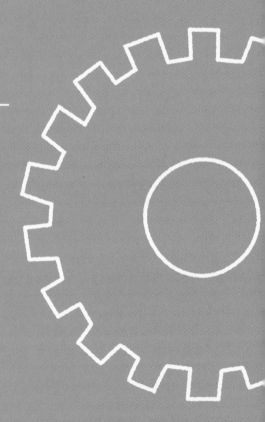

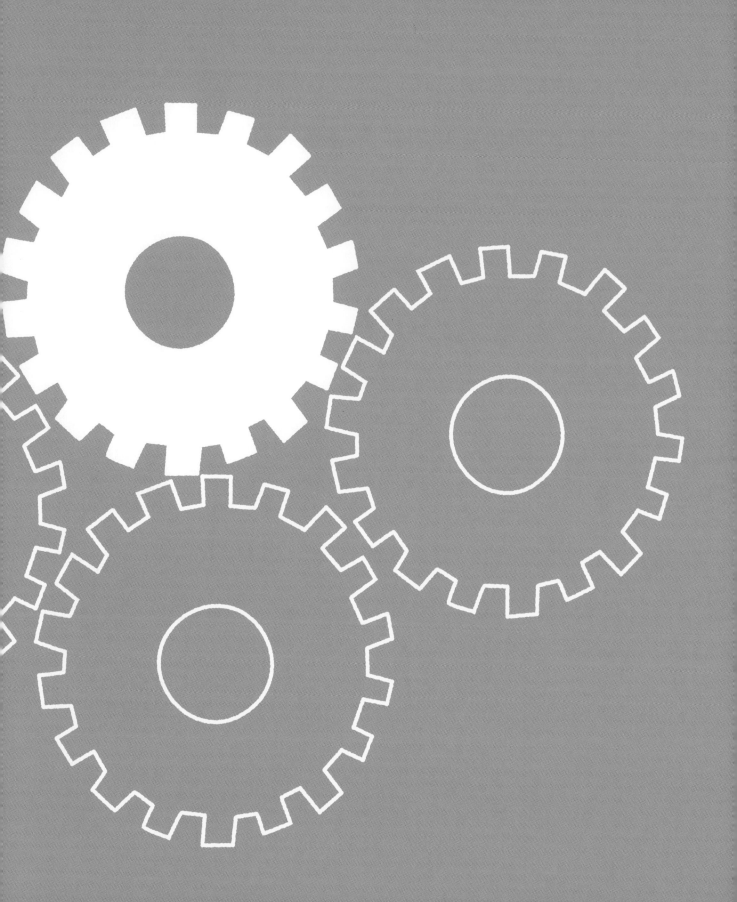

第6章
信頼関係の基盤をつくる

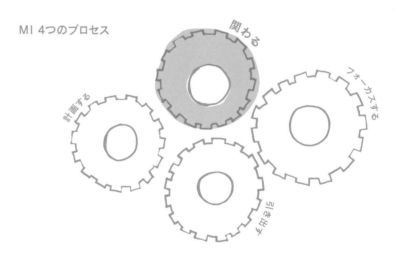

MI 4つのプロセス
関わる
フォーカスする
計画する
引き出す

　第5章で述べたMIのプロセスの1つ、「関わる」について詳しく見ていきます。
　「関わる」は、クライエントが自ら考え行動するのを手助けしていくにあたって、とても重要な局面です。私の経験によれば、信頼関係がすぐに築ける場合もあれば時間がかかる場合もありますし、まったく築けない場合もあります。私はあるとき「自分のところにやって来た人すべてを助けられるわけではない」と悟り、無力感に襲われたものです。でも効果的に関わりを持つことができれば、その後のすべてが良い方向へ進むのは確かです。目標を互いに共有でき、「その達成のために何をすべきか」を一緒に考え、実践へと進んでいけるのです。

■ 信頼関係を築く"良い関わり"とは？

誰かと初めて出会ったときのことを思い出してください。たとえば新しい学校や職場、スポーツクラブ、引っ越し先など。**あなたが相手から認められ、大切にされ、関心を持たれていると感じたのはどんなときでしょうか。また逆に関心を持たれていないと感じたのはどんなときでしょうか。**

- あなたの願いや目標、価値観が、彼らと一致していると感じましたか？

- 彼らと関わることが、あなたにとってどれほど重要でしたか？
  優先度はどのくらいでしたか？

- あなたは気持ちよく迎えられましたか？
  出会えて良かったと感じましたか？　彼らは友好的でしたか？
  あなたを尊重してくれましたか？　大事にされていると感じましたか？

- あなたは何を期待していましたか？　期待通りの経験ができましたか？

- あなたの望みは実現しましたか？　要求は満たされましたか？
  またはそれ以上でしたか？

では今度は、あなたの医院に来たクライエントのことを考えてみてください。

- その人が来院した理由を知っていますか？

- 診察はその人にとってどれほど重要ですか？
  その人の口腔衛生の目標は何ですか？

- その人をどのように迎えましたか？
  その人はあなたに大事にされていると感じていますか？

- その人の期待に応えられることができますか？
  その人が何を期待しているか、知るためのシステムがありますか？

> - その人に希望を与えることはできますか?
>   目標を達成するための計画を提供できますか?
>   それは達成可能なものですか?

　おそらく、多くの人がこれらの質問に対して「はい」と答えるでしょう。でも実際は、こうした基本的な質問でさえ、おざなりになってしまうことが少なくありません。専門家として自分のやりたいことを優先した場合や忙しいときなどがそうです。クライエントの心をしっかりとつかむために、次の6つの罠に注意する必要があります。

■ 信頼関係を壊す関わりとは?

① 評価の罠

　初診でクライエントの口腔内の状況を即座に判断し、評価。解決方法を示し、次の予約を取るよう指示。時間にすると15分程度でしょうか。**このとき医療者は、「クライエントは指示に従うべきだ」と考えています。医療者が完全に主導権を握り、クライエントは受動的な存在です。**この態度には大きな問題があります。「関わり」をまったく持っていません。

② 専門家の罠

　第4章でも説明したので、ここでは私が緑内障で眼科に行ったときのエピソードをご紹介します。まずは病歴を記入する用紙を渡され、記入が終わると名前が呼ばれました。説明に従って一連のテストを受け、「まもなく医師が診察をするので3番の診察室で待つように」と指示されました。医師が入って来てカルテを見ます。型通りの質問をいくつかし、私の目を簡単に診察。診断を告げて点眼薬の処方箋を書きます。**診察室を出る直前「何か質問はありますか?」と聞かれましたが、それだけです。雑談すらしませんでした。**病院を出るとき、私は自分がまるでベルトコンベヤーに乗っていたかのように感じました。私は二度とこの眼科に来ませんでした。歯科医院にも、同じようなベルトコンベヤーが存在します。

③ 早すぎるフォーカスの罠

　眼科でのエピソードは、早すぎるフォーカスの罠の一例でもあります。眼科医は私

と「関わる」ことをせず、いきなり問題の発見と解決方法の提示に進みました。**疾患のみに着目し、私を人間として理解しようとしませんでした。**医療者が短時間で診察しなければならないとき、こういうことはよく起こります。

④ 分類の罠

「糖尿病患者」「アルコール依存症患者」「心気症患者」「歯周病患者」「2番ブリッジ準備」「クリーニング患者」「検診患者」のように、クライエントは分類され、ラベルをつけられます。クライエントを人間としてではなく、処置や問題として見ているのです。しかし、クライエントは疾患ではありません。**歯周炎という疾患を持っていても、歯周炎そのものではありません。生きて呼吸している人間であることを忘れてはいけません。**

⑤ 非難の罠

医療者は、疾患があったりアドバイスを受け入れなかったりする人を非難しがちです。たとえば「だらしない人」「従順でない患者」「難しい患者」など。軽蔑的な呼び方は非難の気持ちの表れです。自分が「こうすべきだ」と思っていることを相手がしないと、フラストレーションを感じます。私もこうした罪を犯してきました。**でも非難は相手を防御的にさせるだけで、健康を支援していくうえで大きな障害になります。**

⑥ 雑談の罠

雑談には、クライエントと関わるうえで一定の効果があります。こちらの関心や気づかいを伝えることができるので、多くの文化において雑談は関係づくりの一環と考えられています。しかし、「過ぎたるは及ばざるがごとし」です。**雑談はあくまでも"きっかけ"であり、初めに注意深く用いるものであることを覚えておかなければなりません。**雑談ばかりしていると重要な会話の機会を失ってしまいます。本質からどんどんはずれ、戻れなくなってしまうのです。

「関わる」はMIを始めるということであり、互いを信頼し尊重し合う関係を築くきっかけです。以上6つの罠があることをしっかりと理解し、自分がどれかに陥っていないかを常に客観的に観察しながらクライエントと関わりましょう。

次の章も、「関わる」についてです。特に重要なポイントとなるので、ぜひじっくり読んでください。

第7章
「関わる」で使う対話スキル ①

> **keyword** OARS、聞き返し
>
> ■ OARS
> クライエントと対話するときの基本スキル。
> 「Open Question(オープン・クエスチョン)」「Affirmation(肯定)」「Reflective Listening(聞き返し)」「Summarizing(要約)」の頭文字をとって「OARS」とされている。
>
> ■ 聞き返し
> OARSの中でも特に重要なスキル。たんなる質問やオウム返しとは大きく異なり、クライエントの言ったことを「あなたの言いたいのはこういうことですね」と確認するのが特徴。

　クライエントとの信頼関係を築くためには、最初の関わりが肝心です。前章で述べた6つの罠を避け、一体何をすべきなのでしょうか。ここからは、具体的なスキルの説明に入っていきます。

　MIの開発者、ミラーとロルニックは、MIのプロセスやスキルを説明する際によく頭文字を使います。関わるプロセスで必要な「OARS」もその1つです。これらは「Open Question(オープン・クエスチョン)」「Affirmation(肯定)」「Reflective Listening(聞き返し)」「Summarizing(要約)」を意味し、**クライエントとの相互理解や信頼関係を深めるための基本的な対話スキルとされています。**

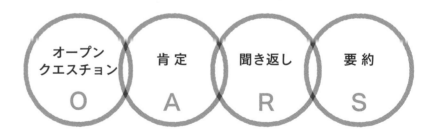

第 7 章 「関わる」で使う対話スキル ①

　なかでも重要なのが、「聞き返し」。「関わる」プロセスだけでなくどのプロセスにおいても使うので、MIのワークショップでは必ず最初のほうで紹介されます。本書もそれにならい、この章ではまず「聞き返し」について詳しく述べたいと思います。残りの3つについては次の章で説明します。

■ 聞き返し[※1]

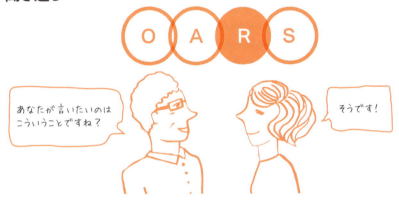

※1 「聞き返し」は、相手の言ったことをリピートする「オウム返し」とは異なる。聞き手が一度受け取り、「つまりあなたの言いたいことは〜ということですね」と自分の言葉で確認するやり方。

　「聞き返し」は相手の話を聞く方法ですが、普通の「聞く」とは異なります。クライエントを行動へと導くための特別なやり方ですから、もしかするとあなたはまだ使ったことがないかもしれません。「本当に理解するために聞く」「積極的に聞く」「意図的に聞く」と表現するとわかりやすいでしょうか。**クライエントの世界に入り込み、その人にとって世界がどのように見えているかを探るために。あるいは、自分の視点を離れて相手の真意を理解するために。また、相手の真意をこちらがどのように感じ取ったかをフィードバックし、理解が正しいのかどうかを確認するために使うスキルです。**「あなたが言ったのはこういうことですね。私の解釈は合っているでしょうか」と。クライエントと良い関係を築くための"接し方"であるとも言えるでしょう。
　またこの接し方は、「クライエントに自己分析を促す」という点でも非常に重要です。

　ミラーとロルニックは、次のように述べています。

　クラウンの印象をとるときのように完ぺきである必要はありません。相手が何を感じ、何を言おうとしているのかについて、印象を探ればいいのです。何を言おうとしているのか、推測してください。この点においてあなたは自由です。「聞き返し」によって元の意味を合理的に推測し、その推測を「述べる」という形で表明することができます。

実際「聞き返し」というのはどのように行なわれるのか。以下に、あるクライエントと私の会話例を挙げてみます。

※医＝医療者　ク＝クライエント

ク：歯医者はキライです！

医：あなたにとって本当にイヤなことなんですね。

ク：はい、歯医者に来るのはすごく怖いです！

医：わかりました。歯医者に来るのがイヤなんですね。

ク：そうです。
穴を開けたり詰めたり、いろんな処置が怖いんです。
友だちも、歯医者にすごく恐ろしいことをされたって
言っていましたし。

医：そうですよね、私も治療をするのは好きではありません。

ク：え？　本当ですか？

医：本当ですよ。好きじゃありません。

ク：そうですか。
私の気持ちをわかってもらえてちょっとホッとしました。

医：ということは、あなたがキライなのは私ではなくて、
私がする治療のことですね。

ク：まあ、そういうことになりますね。
そういえばサリーっていう友だちが、
あなたが親身になって助けてくれたから
歯科恐怖症を克服できたと言っていましたよ。

第7章 「関わる」で使う対話スキル ①

　お気づきでしょうか。この会話の中で私は、クライエントが何を感じ何を言いたいのか、その印象を探っています。そして、「あなたのおっしゃりたいのはこういうことですね」と推測して述べています。「こういうことですか？」と質問するのではなく、述べているのです。

　質問せずに「述べる」のはなぜでしょうか。**質問は相手に答えを要求するため、どうしても防御反応を引き起こしやすいのですが、「述べる」場合はそうではないからです。そして同時に、クライエントの自己分析にもつながるからです。**こうした対話において主導権を握るのはクライエントで、私の解釈が正しいかどうかを判断します。「そうではありません、こうです」もしくは「そう、そのとおりです」と言ったりうなずいたりします。「ええと」と言って、自分が何を感じているか、あるいは何を伝えようとしているかの自己分析も行ないます。

　私のクライエントは最後にこう言ってくれました。

　「先生、私はあなたのことは好きなんですよ。あなたがする処置がキライなだけでね」

　聞き返しによって、私に対するクライエントの本当の気持ちを知ることができ、多くの人がなぜ「歯医者はキライだ」と言うのかも理解できました。

　ここで挙げた「聞き返し」の例は、相手が言ったことを要約する単純なものですが、相手が伝えようとすることに意味や強調を加える複雑なものもあります[※2]。また相手が語っていないことまであえて述べることもあります。いずれにせよ、相手が言おうとしていること、感じていること、伝えたいことを本当に理解するために、深く入り込んでいく対話方法だということです。

　もしも会話が堂々巡りで、同じことを何度も話しているようなときは、あなたの「述べる」内容が単純すぎるということを意味します。逆に会話が進み、深まり、相手が感動を示したり「わかってくれてありがとう」と感謝したりするときは、聞き返しがうまく行なわれている証拠です。クライエントと意見が合わない、もしくはクライエントが自分の意見を強く主張しようとするときは、「述べる」内容を控えめにしてください。行き過ぎると、クライエントはあなたの述べたことを否定したり、あまり評価しなかったり、感情的になったりします。会話が終わってしまうこともあるでしょう。クライエントはソワソワし、帰りたそうにします。そういうときは、一度控えて反応を確かめます。相手がまた話し始めたら、あなたは正しい道に戻ったことになります。

　こうした「あなたが言いたいのはこういうことですね」という聞き返しによる関わりは、歯科診療の中でも最も楽しい活動です。私自身、「全身の健康と歯の健康がいかに重

※2 詳細は第15、16章に。

要かを認識させる」という難題さえ、楽しむことができました。来院した人たちを心から大事にすることができましたし、彼らのアンビバレンスも理解できました。人々が歯科に対してどんな不安を抱き何を期待しているかも、歯科はそういう人たちに対して何ができるかも理解できました。そして、1日の終わりに「よく働き、働いたかいがあった」と感じることもできたのです。

　私の経験から言うと、**「聞き返し」は繰り返しやり続けることで身についていきます。自転車に乗る練習と同じで、最初は難しくてもいずれ自然とできるようになるでしょう。**そしてこの聞き方はすべてのプロセスで使用できますし、子育てや教育、ビジネス、中毒治療、カウンセリング、和平交渉、紛争調停、その他個人的な生活の場面でも活用できます。私は散髪してもらうときもスーパーのレジでもボランティア活動をするときでも、この聞き方を使っています。

　ただし、「言葉でどう対応するのか」ばかりを重視するのは間違いです。「聞き返し」は確かに言葉を使った方法ですが、相手の理解というのは存在全体で行なうもの。**姿勢や目、関心、口調、耳、表情がすべて関係します。「あなたが何をするか」よりも、「あなたの存在全体がどのように対応するか」が重要だということを忘れないでください。**

補足
　カール・ロジャーズの研究者、トーマス・ゴードンは、クライエントの話を聞くときには以下を避けなければいけないと言っています。

・指図する、指示または命令する
・警告する、注意する、脅す
・忠告する、提示する、解決方法を与える
・理屈で説き伏せる、説得する、説教する
・何をすべきか指示する、道徳的に説明する
・反対する、判断する、批判する、非難する
・賛成する、同意する、褒める
・恥ずかしく思わせる、嘲る、分類する
・解明する、分析する
・安心させる、同情する、なぐさめる
・尋問する、調査する
・取り消す、気を散らす、機嫌を取る、話をそらす

　ゴードンによればこれらは、聞くことやクライエントの自己分析を妨げる"障害"です。
　「後に何が残っているのか？」と言いたくなるかもしれません。でも、これらの1つでもやってしまっているとしたら、あなたはクライエントにきちんと耳を傾けていないということ。自分自身の世界に目を向けているのであって、相手の世界を見ていないということを示しています。この関わり方では信頼関係は築けません。クライエントとの対話が良い方向へ進むよう、意識して避ける必要があります。

第8章
「関わる」で使う対話スキル ②

> key skill 「オープン・クエスチョン/ Open Question」
> 「肯定/ Affirmation」「要約/ Summarizing」

■ オープン・クエスチョン/ Open question
クライエントとの対話スキル「OARS」の1つ。「Yes, No」のように答えの範囲を狭めず、相手に自由に答えさせる質問。クライエントにしっかりと考えてもらうことを目的としている。

■ 肯定/ Affirmation
クライエントに対する共感と信頼を表すための言葉がけや姿勢

■ 要約/ Summarizing
クライエントが自分の発言を客観的に振り返ることができるよう、話した内容をまとめて返すこと

　クライエントと関わるうえで欠かせない、相互理解を深めるための基本的な対話スキル「OARS」。Rの「聞き返し」については前章で詳しく述べたので、ここでは残りの3つについて説明します。

■ オープン・クエスチョン/ Open Question

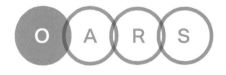

「オープン・クエスチョン」は答えの範囲を狭めない聞き方です[1]。答えを出すための時間をしっかり与え、クライエントにより深く考えるよう促すのです。歯科衛生士のマリー・オズボーンはこれを、「質問している状態でい続ける」と表現しています。要は、答えを待つということです。このときあなたは思い込みを捨て、タイミングを見計らっ

※1 オープン・クエスチョンの反対は、クローズド・クエスチョン。たとえば「誕生日はいつですか?」「いつから痛みますか?」「誰の紹介ですか?」など。具体的な情報を望むときには役立つが、使い方を誤ると会話がすぐに終わってしまう。

第8章 「関わる」で使う対話スキル ②

て新たな情報を提供し、より寛容でなければなりません。好奇心や忍耐も求められます。また、「相手には何か言いたいことがあって、しかもそれは耳を傾けるべき重要なことなのだ」と強く信じることも必要です。つまり、オープン・クエスチョンは聞き返しと同様、たんなる手法ではなく1つの態度だと言えるでしょう。

この方法を学ぶと、健康についてクライエントがどんな価値観を持っているかを知ることができ、一人ひとりのニーズに合った情報を提供できます。彼らにとってもあなたにとっても有意義なコミュニケーションになるでしょう。

オープン・クエスチョンの例をご紹介します。

オープン・クエスチョンの例

- 今日はどうなさいましたか？
  （対話を始める質問）

- あなたが不安に思っていることについて、教えてくださいますか？
  （クライエントの視点を大事にしていることを示す質問）

- 以前にもこういう問題がありましたか？
  （クライエントに考えさせる質問）

- 歯の疾患の原因は何か、考えたことはありますか？
  （問題があることに気づかせる質問）

- この先5年で歯をどんな状態にしたいですか？
  （将来への希望がクライエントの中で明確になるようにする質問）

- 他に、私に知っておいてほしいことはありますか？
  （他に何かないかを探る質問）

こうした質問は、あくまでもクライエントが考えて答えを出すのを手助けするためのものだということを忘れてはいけません。あなたの役割は、質問者ではなく「導き手」です。第1章でもご紹介したバークレーは次のように言っています。

「歯科医が話すのをやめて患者に自分で考えさせようとすると、とたんに患者は興味を持ち始める。そして、医療者との関係性をある程度主導したいと思うようになる。患者はほぼ例外なく、この困難を喜んで受け入れる。今後どうするかについて真剣に考え、歯科医と有効な関係性を築き、最終的には歯の健康が向上するのだ」

ミラーとロルニックは、オープン・クエスチョンに対する答えが返ってきたら、それをさらに聞き返すよう勧めています。「こういうことですね」と。矢継ぎ早に質問することを避け、あなたとクライエントの双方が答えについて考える時間を持ってください。

純粋な好奇心（相手を理解したいという気持ち）から質問することができれば、クライエントは自分の不安や恐れ、期待、思い込み、先入観、価値観について率直に話すようになります。逆に、純粋な好奇心からではない質問（解決策を与えるための情報収集として行なう質問）は操作的であり、「詮索好き」と思われてしまうだけ。クライエントは防御的になり、信頼関係は築けません。**純粋な好奇心から質問しているかどうか。相手を支え、思いやることができているかどうか。**しっかりと振り返り、自分の態度やアプローチを見直しましょう。

■ 肯定／Affirmation

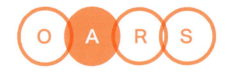

クライエントの変化を手助けするうえで、相手に対して肯定的な態度を示すことがとても効果的であることがわかっています。特に大切なのは、共感と信頼の姿勢です。

① 共感

優れた歯科医療者は、クライエントが物事をどのように見ているか、どう感じているかを敏感に感じ取ります。そして本当の意味で理解し共感します。わざとらしく「あぁ、いいですね！」「すばらしいですね！」と何度も繰り返しあってはいけません。クライエントはすぐに、それが偽りの言葉だと感じ取るでしょう。**相手を「物」や「解決すべき問題」として捉えることなく、「血の通った人間」として捉え、純粋に心から共感することが必要です。**有能でない歯科医療者は、自分がどう感じているかばかりを重視し、相手の考えや気持ちに共感しません。

② 信頼

　優れた歯科医療者は通常、クライエントを信頼します。能力があって信用でき、尊重すべき人であり、友好的で頼りになる存在である、と。また相手は自分を健康にするための資源をすでに持っており、問題に対処する力があると考えます。有能でない歯科医療者は、疑い、懸念、無関心さを持ってクライエントに接します。

　長年にわたる研究で、次のことが明らかになっています。**人間というのは、自分を信じて話を聞いてくれる人と一緒にいたいものだということ。そして、自分の強みを認めて肯定してくれる人々に対し、よりオープンになる傾向があるということ。**相手を「変われない人だ」と決めつけて向き合うと変化につながりませんが、可能性を肯定することでうまく変化に導ける場合があるのです。

　あなたはどのようにクライエントを肯定していますか？　よく、肯定することを褒めることと勘違いしている人がいますが、褒めるとは「相手よりも一段上に立って判断を下す」ということです。そのときの主語は「私」です。一方肯定するときには、クライエント自身が行なったことに注目し、主語は「相手」です。この「褒める」と「肯定する」の違いをしっかり理解しておかなければなりません。

　次の言葉はどちらでしょうか？

> - そうすれば本当に気分が良くなるでしょうね。（あなたは気分が良くなる）
> - あなたが時間通りに来たことに感心しています。（私は感心している）
> - 本当に一生懸命やったんですね！（あなたは一生懸命やった）
> - あなたがしたことにすごく感動しましたよ。（私は感動した）
> - あなたがこれを成し遂げたことに本当に満足しています。（私は満足している）

　ぜひ、クライエントの反応を確かめてください。さらに考えたり自己分析したりする様子を見せた場合には、あなたは導き手としての役割をうまく果たせています。逆に相手が防御的になる場合には、やり方がまずいということです。

■ 要約 / Summarizing

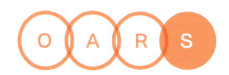

　「要約」とは、相手が伝えようとしたことすべてを1つにまとめるということ。**要約して返すことで、クライエントは自分の発言を、異なる視点から見ることができます。**
また、あなたがしっかりと耳を傾けて関わっていることや全面的に支援していることが伝わります。要約して肯定する場合も同じです。
　要約には次の3つがあります。

① 集めるための要約
　クライエントが話したことを集める、またはフィードバックします。

> ●「あなたにとって、歯医者に来るのは恐ろしいことであり、
> 　そのためにあなたがどんな気持ちになるのかがわかりました。
> 　来院を先延ばしした理由はそれだと、あなたはおっしゃいました。
> 　一方で、来なければならないのはかなり前からわかっていたんですね。
> 　削ったり詰めたりするのが特にイヤなんですね」

② 別の話題につなげるための要約
　クライエントが言ったことを要約して聞き返し、あなたとの会話で言った別の話題につなげます。

> ●「あなたが歯医者を嫌いな理由、またそのために
> 　あなたが来院を先延ばしにしたのだとわかりました。
> 　そして、あなたの友人のサリーさんが私の対応に満足し、
> 　あなたの来院を後押しした。それで今回の予約をしたんですね」

第8章 「関わる」で使う対話スキル ②

③ 別の話題に移るための要約

あなたが重要だと感じたことを要約して聞き返すことにより、クライエントの発言を肯定し、何か新しい話題に移ります。

> ●「あなたは、歯医者のところに来るのは
> 本当にイヤなことだとおっしゃいました。
> 怖いことが多くあるため、来院を先延ばしにしたのですね。
> 一方で、サリーさんの励ましのおかげで今回の予約をしたのですね。
> これは大きな一歩です。一歩が踏み出せてよかったですね。
> 他に何か、あなたを手助けするために私が知っておくべきことが
> ありますか?」

要約はアンビバレンスを伴うクライエントに対して特に有効です。彼らは「行動を変えたい」という気持ちと「変えたくない」という気持ちのあいだで揺れ動き、なかなか決断ができずにいます。要約してみせることで、自分のどっちつかずの状態を客観的に見ることができ、負のサイクルから抜け出すことができるのです。

■ OARSを使った会話例

※医=医療者　ク=クライエント

医:
どうなさいましたか?
(オープン・クエスチョン)

ク:
1年くらい前に引越して来たのですが、
やっと歯医者を探し始めたんです。
隣人のロージーが、この歯科医院を勧めてくれました。
もっと早く来るべきだったのですが、どうも時間がなくて。
悪いところがないといいんですが。

医：
引越して来たばかりの頃は、
することがたくさんあったんですね。
歯科検診は定期的に受けていらっしゃったようですが、
今どうなっているのか少し不安なわけですね。
（聞き返し）

ク：はい、歯の健康は私にとってすごく大事なんです。

医：何か心配事があるんですか？

ク：引越しでやるべきことがいっぱいあって
ストレスだらけでした。ずっと慌ただしかったので。
そうしたら朝起きたときに顎が痛くて。
それに、朝の歯磨きの後、ツバに血が混じっていたんです。
前はそんなことなかったんですけどね。

医：引越しやら何やらで慌ただしくて、
ストレスを感じていらっしゃるんですね。
あなたにとって歯の健康はとても重要だから、
顎が痛かったりツバに血が混じっていたのが
心配になったわけですね。
（聞き返し）

ク：そうです。
歯ぐきに問題があって、出血には気をつけるよう
前の歯医者に言われたことがあって。
歯がすり減っているとも言われました。

医：それでは、引越しで用事が多かったために来院が遅れ、
また歯ぐきの出血と顎の痛みがあるから、
今回の予約をしたんですね。
（聞き返し）

ク：そのとおりです。

医：でも、よかったです。
あなたは新しいスタートを切ることができましたから。
（肯定）

第8章 「関わる」で使う対話スキル ②

医：
いつも新しい患者さんにいくつか質問しているのですが、
それにはもう答えていただきました。
あなたのこれまでのお口の様子と、
歯の健康があなたにとって重要であること。
引越しのためにストレスを感じていらっしゃること、
歯ぐきに何らかの問題があるかもしれないこと、
歯がすり減っていることもわかりました。
（要約）

歯の状態についてもう少し知りたいので、
さらにいくつか質問をしてもいいですか？
その前に、今日どうにかしたい問題がありますか？

ク：
いいえ。今日すぐにしてほしいことは何もありません。
今どうなっているのか知りたいんです。
どうぞ、質問してください。

　この例を読んで、あなたはこう思ったかもしれません。「どうしてすぐに治療にとりかからないんだろう。患者はすでに様々な問題や情報を提供してくれているのに」。その疑問はもっともです。でも、**クライエントを中心としたアプローチの目的は、まず相手としっかり向き合い、聞き返しや肯定などの対話スキルを使って信頼し合える関係を築くこと**です。この関係によって、クライエントの心の奥にある不安や問題にも気づくことができます。

　覚えておいてください。クライエントがあなたに不信感を抱いて戻ってこなかったとしたら、専門家としての役割はもはや何の役にも立たないということを。

第9章
クライエントの価値観と目標を探る

| keyword | 価値観 |

その人が人生において何を一番大切にしているか。人生の目標をどこにおいているか。何を最優先事項と考えているか。

　MIを開発したミラーとロルニックは、価値があるとわかっていて行動しない人はいない、と考えています。特別に大切にしているものの価値が損なわれそうになったとき、人は死に物狂いで戦おうとするでしょう。歯科におけるクライエントを中心としたアプローチは、その人自身の価値観に基づいて導く方法です。

　1960年代に活躍した心理学者マズローは「欲求の5段階説」を唱えました。これは、人が何を一番大切にするかを示す、もっともわかりやすい例です。マズローによれば

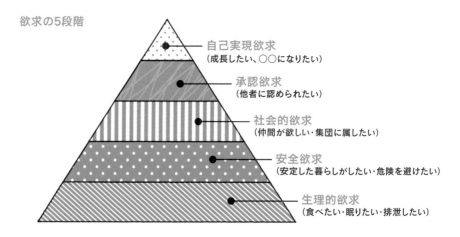

欲求の5段階

最上位は「自己実現欲求」であり、その下に「承認欲求」「社会的欲求」「安全欲求」「生理的欲求」が続きます。高度で複雑な欲求から、ごく基本的な欲求まであるわけです。マズローは、「まず生理的欲求や安全欲求などの基本的なものが満たされた後でしか、承認欲求や社会的欲求、自己実現欲求といった上位の欲求を満たすことはできない」と述べました。

クライエントとの信頼関係を築くためには、その人の価値観や目標を理解することが大切です。そして、5段階の欲求のどこに当たるかを理解する必要があります。痛みを感じている人の場合はまずその問題の解決を。その後でなければ、詳しい問診や検査、複雑な治療、あるいは予防について話し合うことはできないでしょう。

前章で述べたOARSスキルを使うと、クライエントのもっとも大切な価値観と目標を理解でき、また本人にそれを認識させることもできます。「これから5年で歯をどんな状態にしたいですか？」などの質問がそうです。「歯の健康は大切だと考えているのに行動はしていない」といった自己矛盾に気づき、行動をスタートさせる場合もあるでしょう。価値観や目標の明確化は、健康へと向かう強力な足がかりとなるのです。

ある教育学者は「価値観」を「人が重んじ、選び、それに基づいて行動するもの」と定義しました[※1]。人は価値観に基づいて行動するようになるまでに、以下のプロセスをたどります。

※1 Louis E. Raths, Merrill Harmin, Sydney B.Simon(1969) "Values and Teaching : Working with Values in the Classroom"; Charles E. Merrill Publishing Company

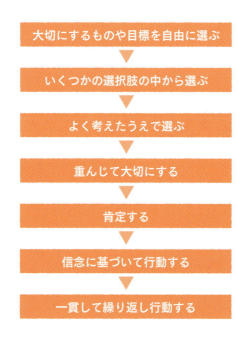

大切にするものや目標を自由に選ぶ
▼
いくつかの選択肢の中から選ぶ
▼
よく考えたうえで選ぶ
▼
重んじて大切にする
▼
肯定する
▼
信念に基づいて行動する
▼
一貫して繰り返し行動する

このように、**人は本来、自分の価値観と矛盾しない筋の通った生き方を望むもの。**MIを用いれば、歯が健康であることの価値に気づかせることができ、それに基づいて行動するようクライエントを手助けすることができます。

　以下は、クライエントにとってもっとも大切な価値観や目標を引き出す会話例です。

※医＝医療者　ク＝クライエント

医：歯の健康は、あなたにとってもっとも優先すべきことですか？

ク：今まであまり考えたことはありませんでしたが、まぁ、そうだと思います。

医：あまり考えたことがないのですか？

ク：そうです、ありませんね。

医：参考のために、いくつか質問をしてもいいでしょうか。

ク：いいですよ。

医：キレイな口が、自尊心や幸福感につながるという話をどう思いますか？

ク：まったくわかりません。そんなこと考えたこともありませんから。

医：例をあげてみましょうか。

ク：お願いします。

医：自尊心は、あなたの歯が他人からステキに見えているかどうかに関係します。
汚れがついていたり、黒ずんだりしていませんか？
変形していたり、すり減っていたりしていませんか？

医：幸福感というのは、今痛みがあるかないかに関係します。歯ぐきから出血があったり、しみたりしていませんか？

ク：あぁ、わかりました。
言われてみれば、私の歯は黒ずんでいて
少し変形しているような気がします。
歯ぐきからの出血もあるし、
冷たい水を飲むとしみる歯もありますね。

医：そういうことを踏まえて、
あなたは今の歯の健康状態をどう評価しますか？
10段階で言ってみてください。

ク：そうですね、5ぐらいでしょうか。

医：理想はどの段階ですか？

ク：8です。

医：なぜ今は8になっていないと思うのですか？

ク：今言ったとおり気になるところがあるし、
他にも問題があるかもしれないからです。

医：なるほど、気になるところがあるので
今は理想どおりではないんですね。

ク：そうです。

医：最後に、あなたの現状と将来の理想の状態について、
もうちょっと質問をしてもいいですか？

ク：私がこれまで考えてこなかった歯の健康について、
考えろということですね。いいですよ。
何が問題で、どうしたら解決するか
見つかるかもしれません。

このシナリオは、私が実際に行なっていた代表的な対話を編集したものです。バークレーはこれを「患者が考えるのを手助けすること」と言いました。この対話は私の歯科診療のもっとも楽しい部分でした。これまでお伝えしてきたMIの手法を使っています。どれがそれに当たるか、おわかりでしょうか？

> 補足
> 　価値観や目標が明確になると人は行動しやすくなるものですが、そうでない場合もあります。「歯の健康に価値がありますか？」という質問や「歯の健康を大切にしていますか？」という質問に「はい」と答えながら、行動が伴わない場合です。これは、先にお伝えしたアンビバレンスの状態であり、言葉と行動の矛盾にクライエント自身が気づけるよう促すことが必要です。そのときにもOARSスキルを使います。クライエントが自己分析できるからです。
> 　こうした自己分析は専門家による分析よりもずっと効果的だということが、薬物乱用者の支援に関する研究で明らかになっています。

第 9 章 クライエントの価値観と目標を探る

Take a Break 1

　さて、ここまでMIの概要や「関わる」というプロセスについて説明してきましたが、いかがですか？　聞き返しやオープン・クエスチョン、肯定や要約、クライエントの話に心から耳を傾ける態度……。「覚えるだけで頭がいっぱい！」「一体どうやってすべてを覚えればいいんだろう？」という声が聞こえてきそうです。

　もっともな意見です。私も、執筆しながらそのことを懸念していました。でも何かを学ぶときにいつも言えることですが、細部にこだわってがんじがらめになってしまうと肝心の活動ができなくなってしまうもの。古いことわざに「アリゲーターの脇の下ばかり掃除していると、本来の目標が池のヘドロを掻き出すことだったのを忘れてしまう」というのがありますが、まさにそんな感じです。

　正直に告白します。私はクライエントを中心にしたコミュニケーションスキルを約40年間使っていますが、それでも、ここぞというときに使い忘れてしまうことがあります。的外れのフィードバックをしたり、相手の言いたいことをきちんと理解できなかったり、気が散って対話に集中できないことも。あなたが私の対話を聞いたらきっと「なんだ、MIを使っていないじゃないか！」と思うかもしれません。先ほど述べたような罠、たとえば「専門家の罠」に陥ることだってあります。

　しかし、それは問題ではないのです。**MIを活用する際は、失敗して自己否定したり落ち込んだりする必要はありません。失敗したらそれを正し、もう一度試せばいいのです。**損害も反則もありません。

　歯科医療者というのはどうも完璧主義で、それがMIを学ぶ際の邪魔になることがあります。失敗を極力避けたがるのです。でも**失敗は、MIを学ぶためのとっておきの方法**です。ちょっと的を外すようなものです。クラウンをかぶせたときのマージンが足らずX線検査がうまくいかないとか、アナフィラキシーショックを引き起こすような薬を処方してしまったといった、とりかえしのつかない治療の失敗とは違います。MIでは、うまく対話ができなくても相手に害を与えることはありません。間違いを正せばいいのです。

　MIは他者の変化を手助けする対話方法ですが、そのプロセスや心構えを細分化して文章で伝えるのはとても難しいことです。MIの弱点でもあります。でも本来、本から学ぶとはそういうことではないでしょうか。私は文章を書くのも読むのも好きで、本から多くのことを学んできました。**でも本当の学びというのは実体験の中で得られます。書かれていたことを実践し、相手の反応を見て「自分の理解が間違っていた」と気づき、やり直す。このサイクルを何度も繰り返すことが、本当の学びにつながるのです。**本はあなたが道を外れてしまったときに、気づきや方向性、手順を示してくれるにすぎません。

ロバート・バークレー、ボブ・フレイザー、エイブラム・キングは、学習には6段階の
プロセスがあると言っています。

学習のプロセス

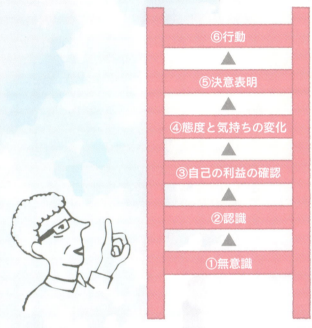

　このはしごは「無意識」から始まり、5つの段階を経て実際の「行動」に到達します。
**本書のような本を読むことは、学習のはしごでいう4番目、「態度と気持ちの変化」の段
階に到達することです。さらに上の「行動」まで到達するには、指導者や教師、クライ
エントからのフィードバックといった"実体験"が必要です。**

　あなたがMIを使えば、あなたのクライエントもこのプロセスを通って進みます。学習
プロセスの多くがそうであるように、はしごは一方通行ではありません。はしごを上
り、難しいことがあれば下りて学び直してください。さらに、学習する際は「学ぶ－実践
する－成長する－はしごを上り下りする」を繰り返し続けることが必要です。

　また、ある有名な論文[※1]には「ピアニストやバイオリニスト、スポーツ選手などの専
門的スキルを持つ人は、その分野のエキスパートになるために最大10,000時間を費
やす」と書かれています。**MIにおいては時間だけでなく、集中的な練習も必要です。そ
の方法は後の章で詳しく述べますが、とにかく繰り返しやり続けてください。**全力を尽く
し、楽しみながら学んでください。どこかの時点で「MIはこういうものなのか！」とわか
れば、あとは滑らかに進み、細かいことを考えずに実践するだけになるでしょう。

※1 K.Anders Ericsson (1993) "The role of deliberate practice in the acquisition of expert performance". Psycological Review, 100(3), 363-406

第3部
MIのプロセス2：フォーカスする

「フォーカスする」は、クライエントが
進むべき方向を定めるのを手助けする
プロセスです。

第10章　フォーカスはなぜ必要か？

第11章　目的地を見つける

第12章　情報を交換する

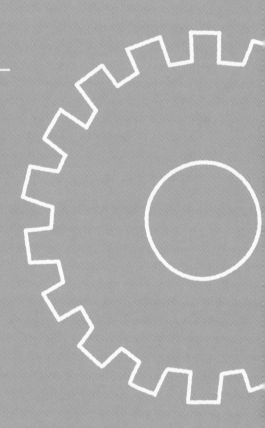

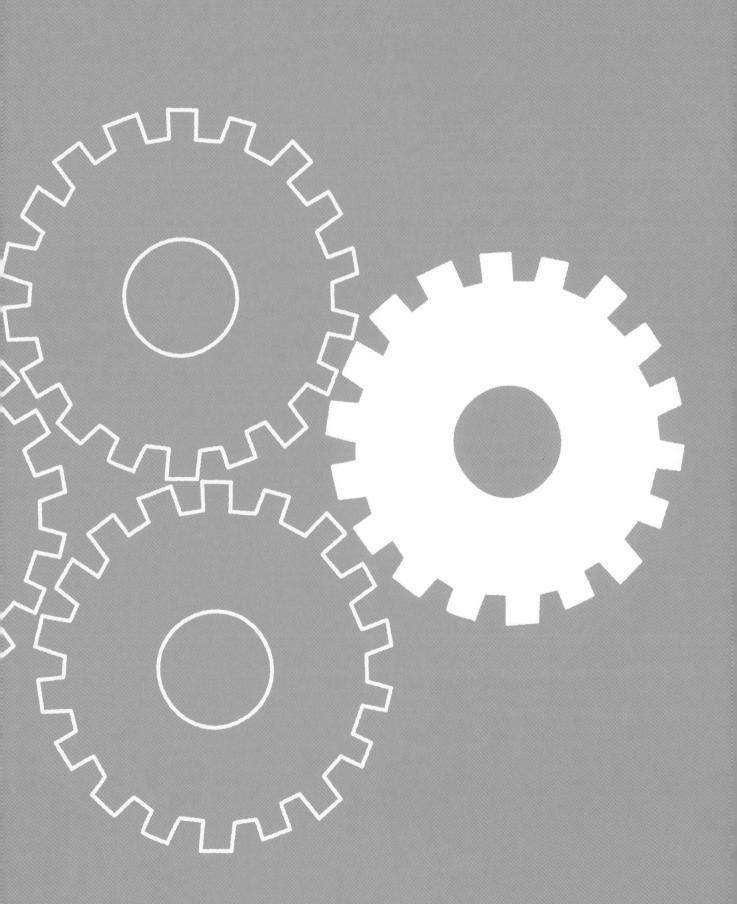

第 10 章
フォーカスはなぜ必要か?

| keyword | ガイド |

クライエントが今後進むべき方向を1つにフォーカスするときの歯科医療者の態度。確実に健康行動に向かえるよう伴走し、案内すること。

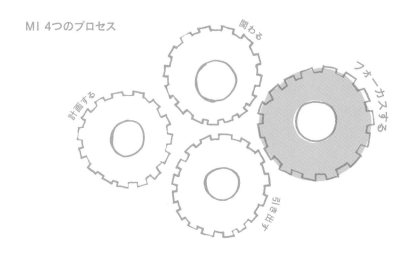

MI 4つのプロセス

　何度も述べてきたとおり、「関わる」プロセスはクライエントとの強い信頼関係を築きます。しかしそこで立ち止まらず、今度は進むべき方向・目標を選ばなければなりません。クライエントを健康につながる行動へと導くには、「今どんなことが問題になっていて」「その中で何を優先的に解決すべきなのか」を明確にする必要があるのです。
　第3部では、MIの4つのプロセスのうち「フォーカスする」について説明します。またフォーカスする際に、第7章で紹介した基本スキル[1]をどう用いるかについても説明します。

※1 オープンクエスチョン、聞き返し、肯定、要約

「フォーカスする」とは、「たくさんの課題の中から解決すべき課題を定める」「進むべき方向を定める」ということ。歯科医療者は「健康になるにはどうすべきか」の専門知識をすでに持っているので、得意な分野かもしれません。ただ、MIでは従来のように歯科医療者が課題や方向性を考えてクライエントがそれに同意する、というやり方はしません。どちらか一方ではなく、双方がそれぞれの望みや価値観、懸念事項、期待を持ち寄るのが特徴です。それらが同じであることは少なく、むしろ違っている場合の方が多いでしょう。それでも、あなたが思う課題を一方的に押しつけることは避けてください。相手を思いやりながら対話を重ね、クライエントが健康につながる道を選べるよう手助けしていきます。

■ フォーカスするときに必要なこと

① クライエントの想いや考えを知る

解決すべき課題を1つにフォーカスするとき、もっとも大切なのはクライエントの気持ちや考えです。彼らは、歯の健康に関する症状、問題、不安について話します。あなたがそれに注意深く耳を傾ければ、うまく共通の目標や方向を見つけることができます。もちろん、すり合わせていくのは簡単なことではありませんが。

② クライエントの考えの背景を把握する

クライエントは自分自身の考えを持っているように見えますが、実は他人の影響を受けている可能性があります。解決すべき課題を挙げたとき、そこに配偶者や親、仲介者、友人、風評、インターネットで見た情報、あるいは以前に通ったことのある歯医者の意見が混じっていることがあるのです。誰からどんな影響を受けているのか、なぜそういう考えを持つようになったのか。対話をしながら把握する必要があります。

③ クライエント自身が課題に気づけるようにする

あなたはおそらく、クライエントが抱えている問題にいち早く気づくでしょう。本人が認識していなくても、詳しい検査をする前でも。しかし、すぐに解決方法を示し、次の予約をするよう指示してしまうのは良くありません。信頼関係を築く機会や、共に審査し診断していく機会を失うことになってしまいます。バークレーは「歯科医は、患者自身がまだ気づいていないニーズに対してさえ解決方法を与えてしまう」と指摘しています。大切なのは、クライエントが課題や現状を認識していないとしたらまずはそれに気づかせ、本人のニーズや欲求、目標、価値観と結びつくようにすることです。

■「フォーカスする」の3スタイル

　解決すべき課題を1つに絞るときに、歯科医療者の態度として考えられるのは「指示」「ガイド」「追従」の3つです。「指示」と「追従」は対局にあり、**ガイド**はその中間。クライエント一人ひとりがどのような状況にあるかに応じて使い分けますが、MIで主に使うのは「ガイド」です。特長がくっきりするよう、「指示」と「追従」から説明します。

① 指　示

　指　示　　　　　　　　ガイド　　　　　　　　追　従

　歯科医療者はこれまで「指示」だけを行なってきました。クライエントを"変えるべき人"と捉え、「現状を示し、答えを説明し、従わせる」という良くないアプローチです。私も、解決すべき課題がはっきりしていて単純な場合にはこのスタイルを使うことがありますが、使いすぎると深刻な制限が生じたり、クライエントの抵抗を招いたりするので要注意です。

② 追　従
　「追従」は、カール・ロジャーズや彼の同僚たちが1940年代から開発を始めた、クライエントを尊重するアプローチの一環です。医療者はクライエントの話を聞くことに徹し、積極的な働きかけをしません。ただ、心から共感し理解する態度はしっかりと示します。クライエントは理解者の存在を感じつつ、自ら気づきを得ていきます。私は長年このスタイルを実践していますが、有効なのはクライエントとのあいだに非常に高度な信頼関係が築けているときだけ。上級者向けのスタイルであり、このアプローチを臨床で活用するのは簡単ではありません。『In a Spirit of Caring』の中で詳しく述べているので、必要な方は参考になさってください。

③ ガイド
　<u>「ガイド」はMIに特有のスタイルであり、もっとも代表的なアプローチです。</u>「指示」と「追従」両方の側面があります。医療者が問題を明らかにし、情報を与えることでクライエントの決断を手助けするという点では「指示」に近いと言えます。また、専門家として指示を出す役割を捨て、クライエントがアンビバレンスを自分で解決できるよ

う支援するという点では「追従」に近いようにも思えます。しかし、どちらに近いかはさほど問題ではありません。**とにかく大切なのは、クライエントが変化へと向かうよう働きかけ、伴走しながら導くこと。**クライエントにとって最善のことをするのが、一番良いガイドのスタイルです。

■ 取引ではなく、対話

解決すべき課題を1つにフォーカスすることは、スーパーにやって来たクライエントに歯科医療者のサービスを買わせる、というような取引ではありません。あくまでも、**クライエントの利益を追求するための対話**だということを覚えておいてください。

歯内治療医のような治療の専門家や口腔外科医、病理学者が現在行なっていることは取引に近いものです。患者の元を何度も訪れて対話し、信頼関係を築くようなことはしません。でも私は、治療の専門家であってもMIのスキルや心構えを学ぶべきだと考えています。クライエントの利益を追求し、口腔を健康に導くことに変わりないからです。

次の章では、「フォーカスする」についてさらに深く述べていきます。

第 11 章
目的地を見つける

> **keyword** アジェンダ、アジェンダマッピング

- **アジェンダ** 解決すべき課題
- **アジェンダマッピング**
いくつもある課題をクライエントと歯科医療者が共有できるようリスト化すること

　クライエントと共同作業で解決すべき課題や目標を絞る。このフォーカスのプロセスは、どのクライエントも同じように進めていけるわけではありません。一人ひとり状況が異なるため、やり方ももちろん異なります。

　大きく分けて、次の3つのケースが考えられます。

ケース1	課題がすでに明確
ケース2	選択肢がいくつもある
ケース3	課題が不明確

第 11 章　目的地を見つける

1つずつ見ていきましょう。

ケース1　課題がすでに明確で、どこに向かうべきか双方が知っている

フォーカスすべきことが初めから明確な場合というのは、「歯が抜けた」とか「新しい歯医者を探している」などの理由でクライエントが来院したときです。クライエントはすでにクラウンが必要だとわかっていたり、検査が必要だと理解していたりします。前の歯科医から受け取ったカルテを持参していることもあるでしょう。

この場合、「計画する」のプロセスにまっすぐ進み、次の予約を入れることができます。MIのスキルはあまり必要ではありません。 MIはクライエントのアンビバレンスを解決し、行動へ向かうよう支援するためのものだからです。1点がサーチライトに照らされて地平線上に見えており、双方がそれに向かって動いていきます。途中でクライエントの方向がブレたとしても、オープン・クエスチョンや肯定、聞き返しや要約などのスキル[※1]を使って対話をすればすぐに元に戻すことができます。

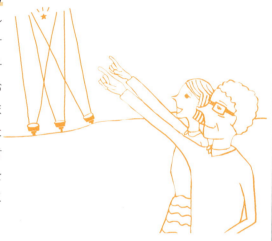

※1 第6章、第7章を参照。

ケース2　選択肢がいくつかあり、判断が必要

おそらくこれは、あなたがもっともよく遭遇するケースです。「何から始めるか」「クライエントの感じている一番のニーズは何か」「すぐに治療するのか」「まずは検査をするべきか」「歯科衛生士の予約を入れるか」「クライエントは最初に何をしてほしいと望んでいるか」「歯科医療者としては何を最優先すべきと考えるか」など。**進むべき方向がいくつも考えられる場合や、クライエントが複数の問題を抱えているときは、後で述べる「アジェンダマッピング」が有効です**（P.77へ）。

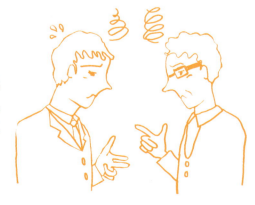

ケース3 課題が不明確であり、探る必要がある

　ある程度の教育や訓練を受けた歯科医療者は通常、クライエントにとって何が必要か明確にわかっています。しかし、高度な修復咬合診断治療のような過程を学んできた人にとっては事情が異なります。診断も治療計画も治療範囲もまったく別物となり、何が最善の道なのか不明確になります。

　またクライエントが自分の歯の問題について認識しておらず、曖昧もしくは無関心な場合があります。自分がどうしたいのかもわかっていません。歯科医療者はイライラします。歯の健康に関する欲求やニーズにどうやって気づかせればいいのだろう？　と。このときには、**後ほど述べる「方向づけ」が役に立つでしょう**（P.85へ）。目的もなく無駄に探し回るのを避けることができます。

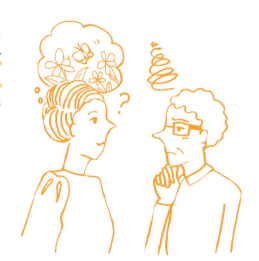

第 11 章　目的地を見つける

■ ケース2の解決方法：「アジェンダマッピング」

「アジェンダ」とは、解決すべき課題のこと。そして「**アジェンダマッピング**」とは、ふたりのハイカーが地図を見ながら最良の登山道を選ぶようなものです。複数のアジェンダをすべて挙げ、全体像を一歩引いた目で見ながら、どの問題を捨ててどの問題に着目するかを話し合って決めていきます。これは、一度フォーカスした課題がブレてきたときや、後になって課題を設定し直すときにも役立ちます。

よりスムーズに行なうには、「**バブルマップ**」という視覚ツールをつくるとうまくいきます。1枚の紙に「バブル（円）」をいくつか描き、クライエントの挙げた項目を書き込んでいくだけです。カルテと一緒に残しておけば、話し合いがどのように行なわれたかを後で確認したいときにも便利です。

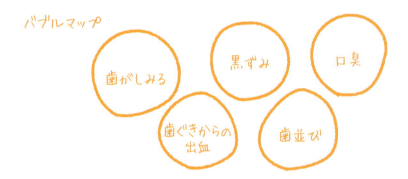

アジェンダマッピングは次の順序で行ないます。

① 説明する

まず、アジェンダマッピングを行なうことについてクライエントの許可をもらい、どのように進めていくかを説明します。

> ● 「少し時間を取って、何に着目するのが大切か考えてみてもいいですか？[※2]」
> ● 「私が考えたリストがあります。
> 　あなたがそれに同意してくださるか、確認したいと思います。
> 　その後で、何から始めたらいいかあなたの意見を言ってください。
> 　私にもいくつかアイデアがあるのでお伝えします。
> 　よろしいでしょうか」

[※2] 「〜してもいいですか」「〜させていただけますか」といった言葉を使うと、教師のように命令するのではなく、共に考えて進んで行こうとするこちらの姿勢をクライエントに示すことができる。

② 選択肢を検討する

許可をもらったら、選択肢を一緒にリストアップして検討していきます。
「さて、これから何に着目していきましょうか？」
このときに大切にすべき指針は5つあります。

1.
クライエントに十分な時間を与え、優先したいことや不安なことについて考えさせる。理解を示す言葉で扉を開いたうえで、クライエントの答えを待ち、何が出てくるか見守る。

2.
必要に応じて肯定と手助けを行なう。クライエントの強みや願望についてコメントする。生活や健康、決意事項に関する本人の選択や判断を尊重する。

3.
これまでに話し合ったことのない、新しいアイデアを出すようクライエントを促す。

4.
「かもしれない」「こともある」「おそらく」「たぶん」などの仮定的な言葉を使う。詳しく掘り下げる。全体を俯瞰して見て、調査する。**クライエントの視点を理解し、より良いフォーカスポイントを見つけるために「聞き返し」を行なう。**

5.
あなた自身の意見も言う。歯科医療を学んだあなたの提案や視点は重要であり、そこにクライエントが価値を認めることは多い。ただし、**あくまでもクライエントの意志を尊重し、控えめに言うこと。「することもできる」「してはどうか」「別のアイデア」「たぶん」「おそらく」「別の可能性」などの言葉を使う。**

③ ズームインする

次に、リストアップした選択肢から1つにズームインしていきます。「ズーム」という言葉を誰がつくったかはわかりませんが、この言葉はとても適切です。Google Mapで、地球のビューからズームインして自分の家を探すように、**全体を眺める視点から、ひとりの人間の視点に徐々に降りていくような感じ**です。このとき、様々なことが影響

します。リストの中には明確なものもあればぼんやりしたものもありますし、クライエント自身の考えのほか、他人やあなたの意見も影響します。クライエントを常にズームインしていくプロセスに関わらせてください。**あなただけが先に降りてしまってはいけません。共に降りて、共に方向を決める**のだということを覚えておいてください。

④ 要約する

最後に要約を行ない、アジェンダマッピングを完了。いつもの診察の領域に進みます。要約する際には、以下の4つが重要です。

1.
要約には、一緒に検討した選択肢や、まだ詳しく話し合っていない**選択肢の全体像を含む**こと。

2.
1つか2つに絞った優先すべき選択肢が含まれていること。**ここから、歯について具体的に話し合っていく**ことになります。

3.
必要なときはいつでも立ち止まって、アジェンダマッピングに戻ること。**アジェンダマッピングはお互いの方向性を再確認できる基準点**です。

4.
クライエントに答えを求め、耳を傾けること。賛成か反対か。何かを追加したいか、あるいは削除したいか。**他にどんな不安を持っているか。他に何か言いたいことはないか。**

■ アジェンダマッピングの活用例 ①
（ケース 2：選択肢が多すぎて困っている場合）

※医＝医療者　ク＝クライエント

医：少し時間を取って、私たちが話し合ってきたことを確認し、何に着目するのがいいか考えてみましょうか。

ク：いいですよ。どこに向かえばいいのか、何をするべきなのか、私はちょっと混乱しています。

医：ここまで、あなたがどんな問題や不安を抱えているか話し合ってきました。
歯が黒ずんでいる、すり減っている、しみる、歯ぐきから出血があるなど。

それから、他に問題がないか調べるため、一度検査する必要がありそうだということも話しましたね。

以上でほぼ正しいでしょうか？

ク：はい、私が話したとおりです。
でも、どこから始めたらいいのでしょうか。

医：問題が多すぎて、混乱しますよね。
たとえば他の患者さんの場合はどんな理由で来院されるのか、お話してもいいですか？
参考になると思うので。

ク：わかりました。

医：（バブルマップを使いながら）来院の理由はだいたい5通りあります。
1つ目は「緊急」。腫れや出血、痛み、歯が抜けたなど、何か緊急な問題を抱えています。

:医

> 2つ目が「治療」です。むし歯や歯周病など、進行中の疾患があります。埋伏歯があったり歯が抜けたり、歯にひびが入ったりしたことが原因と考えられます。

> 3つ目は「トータルケア」。快適さや機能、見た目、健康を最大限に目指すケアのことです。

> 4つ目は「予防のためのセルフケア」です。将来の歯の疾患を予防するために、むし歯や歯周病の原因となる細菌の抑制方法を学ぶことです。

> 最後は「ウェルネス」です。
> 歯の問題を解決するだけでなく、
> 全身の健康を改善できるよう支援する新しい領域です。
> 栄養や運動、ストレスなどの管理が含まれます。
> 審美歯科のような任意の治療は「トータルケア」に含まれます。

> さらに睡眠時無呼吸症候群や、
> 歯の疾患が心疾患や糖尿病、低体重児出産、
> 脳卒中などの全身の健康に及ぼす影響など、
> 新しい領域もいくつか扱っています。
> このうち、どれに関心がありますか？

バブルマップ

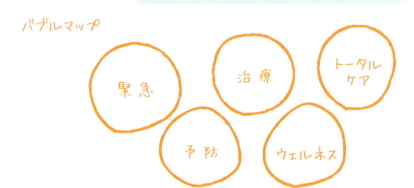

ク：

> うーん。こんな話を今まで歯医者さんから聞いたことはありませんでした。
> でもおもしろいですね。

> 私は問題がある部分を治療して、
> それから予防方法を学びたいと思います。

ク：
それから、歯を白くしたいし、汚れも取り除きたいです。
これは治療に入りますか？

トータルケアとウェルネスについては
よくわからなかったので、もう少し説明してくれませんか？
歯科で睡眠時無呼吸症候群を治療することや、
歯の疾患と全身の健康の関係については初めて聞きましたよ。

　実はこの会話は、第1章で述べたバークレーが行なっていた診断スタイル（P.17）の典型例です。MIがまだ開発される前ですから、このように自然とMI的な会話法を実践していたことは驚きです。

■ アジェンダマッピングの活用例 ②
（前回の面談の内容をクライエントが忘れてしまった場合）

※医＝医療者　ク＝クライエント

:医
前回お話したことで、何か質問はありますか？

ク：
そうですね、とても興味深い話でした。
でも、患者さんが来院する理由を聞いたのに、
一部忘れてしまいました。

:医
もう一度お話しましょうか？

ク：
ぜひお願いします！

:医
理由は5通りあります。
……（以下活用例①と同じ）……。
どうですか？
思い出していただけましたか？

ク：
> ああ、そうでした。
> 時間を割いてくださってありがとうございます。

■ **アジェンダマッピングの活用例 ③**
（初診の前に）

クライエントが予約の電話をかけてきたときや、最初の受付のときなど。初診の前にアジェンダマッピングを活用することもできます。質問をすることによって、課題をあらかじめ1つにフォーカスさせるのです。お客さんが来る前に食卓を整えるようなものです。

- 「今日はどんな理由でいらっしゃったんですか？」
- 「どうなさいましたか？」
- 「不安に思っている深刻な歯の疾患がありますか？」
- 「すぐに対処が必要なところがありますか？」
- 「最後に歯科を受診されたのは、どのくらい前ですか？」
- 「誰かの紹介ですか？」
- 「ここをどうやって知りましたか？」

　こうした質問により、最初に解決すべき問題を定めることができます。また、新規のクライエントに対し、不安や疑問、考えや意見を尊重してもらえるという安心感を与えることができます。さらに**この最初のコミュニケーションで「聞き返し」を用いれば、「この歯医者は他と何かが違う！」**と感じさせることもできるでしょう。

補足

話に行き詰まったときには……

　あなたは、自分が本筋からそれている、堂々めぐりをしている、何を言おうとしていたか忘れてしまった、あるいはテーマにすべき項目が多すぎる、などに気づいた経験があるのではないでしょうか。演説家にとっても、話に詰まることは最大の恐怖だといいます。実はこのときも、アジェンダマッピングを活用することが可能です。

　「実はちょっと混乱しているんです。ここまでの話し合いについてどう思いますか？　次にどこに進めばいいか、あなたにとって何が一番いいかわからなくなってしまいました。あなた自身は、今着目すべきことは何だと思いますか？」

　心理学者のロジャーズやコームズは、「医療者のもっとも重要な性質とは、クライエントとの相互関係において、一人の人間として素直で純粋な感情を示すことだ」と述べています。これは真実です。実際私がひとりの人間として正直に純粋な感情を示したとき、クライエントの反応は好意的でした。ですから行き詰まったときには正直に話し、クライエントに手助けを求めてください。その後に要約を続ければ、フォーカスのプロセスを再開することができます。

難しい問題を提起するときには……

　行き詰まることの次に歯科医療者が恐怖に感じるのが、これです。自分が難しいと思う問題を提起した場合、クライエントを遠ざけてしまったり失ってしまったりするのではないかと心配になるのです。ミラーとロルニックによれば、クライエントが遠ざかる原因は関わり方や関わりそのものが不十分なことにあります。作家のスティーブン・コヴィーが『7つの習慣』に書いているように、成功するためには他者からの信頼を蓄えておくことが重要。しっかりと関わりを持ち、"信頼口座"をつくっておけば、不安は解消されるでしょう。

■ ケース3の解決方法：方向づけ

　ケース3のように、そもそも課題が不明確であり、探る必要がある場合はどうすれば良いのでしょうか。ケース2ではアジェンダマッピングを使い、選択肢のリストをつくることで解決しましたが、今度はもっと悩ましくて面倒な状況です。

　地図にたとえてみましょう。クライエントは道に迷って出口がわからず、右往左往しています。問題を1つに絞ることが難しいようです。これは「物事を広い視野で見ることができなくなっている状態」です。このとき歯科医療者がやるべきことは、問題を1つ選んだり、優先順位をつけたリストを作ったりすることでしょうか？　いいえ、もっと複雑です。

　大切なのは、「**クライエントの話に耳を傾け、森からの出口を探すためにパズルのピースを組み立てること**」。「**方向づけ**」と呼ばれるものです。私はボーイスカウトの団員だったとき、この方法で森を抜ける道を探しました。地図とコンパスを使って、見知らぬ道に沿って歩いたものです。

　MIの言葉で「方向づけ」は、「一般的なものから特定の方向に向かって移動すること」を意味します。このときオープン・クエスチョンや肯定、聞き返し、要約などのスキルはいつも以上に重要です。優柔不断の森から抜け出る道や目的地の写真を見つけなくてはなりません。クライエントが目的地までのパズルのピースを1つずつ組み立てられるよう、手助けしてください。**異なる道をクライエントと一緒に試してみるような感じです。ただしあなたはこのとき、全体を見る視点をキープしていなければなりません。**

　具体的な会話例は次の通りです。

※医＝医療者　ク＝クライエント

医：
お話しくださったいろいろな問題の中で、どれがあなたにとって一番重要なのか、よくわかりません。
何かヒントを教えてくださいませんか？

ク：
それが、私にもわからないんです。
考えると混乱してしまって……。

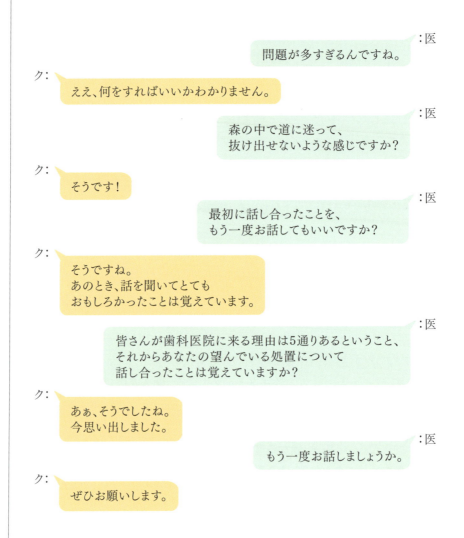

　この方向づけの対話において、あなたは指示をしませんが、追従するだけでもありません。**知識を備えた案内人として、混乱している人にヒントを与えて手助けするのです。**このプロセスを経て、クライエントは1つの課題にフォーカスすることができます。

　以上、「フォーカスする」に関して3つのケースを挙げましたが、これらはスタート地点が違うだけで、どれも進むべき方向を明確にしていくプロセスであることに変わりありません。先に述べた「関わる」と同様、クライエントのアンビバレンスや迷いを解決する方法なのです。

第 11 章 目的地を見つける

第12章
情報を交換する

| keyword | EPE |

クライエントと効果的に情報交換をする方法。「Elicit（情報を引き出す）・Provide（与える）・Elicit（引き出す）」の頭文字をとってEPEとされる。MIではクライエントに一方的に情報を与えるのはNGで、情報を交換することが重要とされる。

　歯科医療者の主な役割と強みの1つは、クライエントに有用な情報を提供することです。技術や処置についての知識があり、歯を健康にするのに役立つ情報を持っています。しかもそうした情報の大半は、考え方の面でも実践の面でも、非常にシンプルなものです。それなのに、患者はなかなか実践しません。私はよく思ったものです。「どうして患者はやらないんだ。こんなに簡単で役に立つことなのに！」と。

　一方MIでは、「**情報の第一の源はクライエントである。医療者は協力者であって、クライエントが自分にとって最善の情報を見つけるよう導くことが役割だ**」と強調されています。まるで、専門家としての意見はあまり重要でないように思えます。本書を読んだ人の中には実際、自分が持っている情報の価値がMIによって下がるのではないか？　と心配する人がいるかもしれません。でもそうではありません。現在の情報提供の仕方とMIでの情報提供の仕方にギャップがあるだけです。

　歯科医療者たちの多くは、これまでこのギャップを埋めることには関心を払ってきませんでした。でも私は、どうしたら良いのかずっと考えてきました。

　本章の目的は、MIを使い、歯科医療者が持っている有益な情報をより効果的に提供できるようにすること。医療者の持つ情報や技術的スキルがいかに重要で頼りになるものかを、クライエントにうまく伝えられるようにすることです。「フォーカスする」プロセスではもちろん、その他のプロセスでも活用できます。

■ "コップと水差し"アプローチ

歯科医療者は、学校での経験を通じて"コップと水差し"アプローチの専門家になっています。自分の持つ水差しからクライエントのコップに情報を注ぐのです。これは一方的な情報提供であり、クライエントを学びのプロセスに巻きこむことができていません。クライエントは情報をそのまま受け入れ、歯科医療者に従うことだけを求められています。

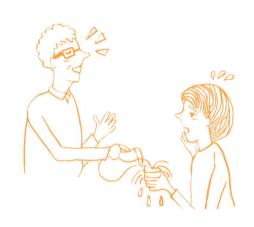

しかし、**情報というのは交換すべきものであり、双方向の対話**が必要です。歯科医療者もクライエントも人間であって、コンピューターではありませんから、やりとりは複雑になるでしょう。双方がそれぞれ自分の感情や考えや情報を持っているため、交わされる内容はどんどん増幅していくのが普通なのです。

それなのに、**"コップと水差し"アプローチが沁みついている歯科医療者は、自分の持っている情報ばかりを提供したり強調したりします。**クライエントも多くの情報を持っているのに、歯科医療者側はそれを見つけることができません。彼らがこれまでに何を試し、何を知っており、何を懸念しているのか……。豊富な知識と経験、スキルを持っている歯科医ですら見つけることができないのです。

ミラーとロルニックは、歯科医療者には5つの思い込みがあると言っています。

歯科医療者の思い込み

1. 私は、クライエントがなぜ変わるべきか、どのように変わるべきかを知っている専門家である
2. 問題についての情報は、私が集めるべきだ
3. クライエントに足りない知識は、私が補うべきだ
4. 脅かすような情報は役に立つ
5. 何をすべきか、クライエントに明確に指示すべきだ

一方MIにおいては、目的は忠告することではなく変化を促すこと。歯科医療者に必要なのは次の5つの考え方です。前述の「思い込み」と比較してみてください。

> 歯科医療者に必要な考え方
> 1. 私は一定の専門知識を持っているが、
>   クライエントは自分自身についての知識を持っている
> 2. クライエントがどんな情報を望み、必要としているかをまず探るべきだ
> 3. クライエントのニーズや強みに合った情報を提供するべきだ
> 4. どんな情報が役に立つかは、クライエントが教えてくれる
> 5. 自分の意志と選択が有益であることを、クライエントに伝えるべきだ

「またその話ですか？ クライエントが自分自身の専門家であって、私のほうはMIを実践しなければならないという。私にはいまだに外国語みたいに聞こえますよ。どうやって貴重な情報を伝え、しかもクライエントを中心として診療をすればいいんですか？」

そんな嘆きの声が聞こえてきそうです。私もMIの入門コースを受講したとき、同じような気持ちでした。「クライエントがより良い方向に向かうよう働きかけながら、しかもMIの原則に忠実であるためにはどうしたらいいんだろう。私が持っている有益な情報や専門知識をどう伝えればいいんだろう」と。

MIの答えはとてもシンプルでした。EPE（Elicit-Provide-Elicit：情報を引き出す－与える－引き出す）の戦略を使えばいいのです。

■ EPE（Elicit-Provide-Elicit：情報を引き出す－与える－引き出す）

ミラーとロルニックは、この戦略をサンドイッチにたとえて「**2枚の健全な質問のあいだに肉の情報を挟み込む**」と説明しています。第7章で述べた「聞き返し」もこれに含まれます。

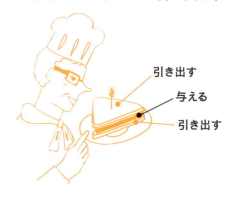

E：情報を引き出す

最初のE「情報を引き出す」には3つの目的があります。1つは、情報提供をしてもいいかどうか許可を得ること。もう1つは、クライエントがどんな知識を持っているか調べること。そして最後に、どんな知識に興味があるかを尋ねること。

良い質問は次のようなものです。

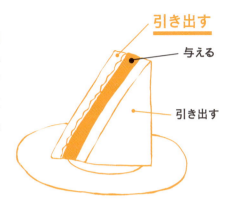

情報提供の許可を得る
- 「役に立つかもしれない情報があります。聞いてくださいますか?」
- 「〜について、情報をお伝えしてもいいですか?」

クライエントの持っている情報を探る
- 「〜について聞いたことがありますか?」
- 「どんなことを知っていますか?」
- 「どこに痛みがありましたか?」
- 「〜について誰かから聞いたことはありますか?」
- 「歯周病について、どんなことを聞いたことがありますか?」
- 「熱いものや冷たいものを飲んだとき、歯がしみますか?」

クライエントの興味を探る
- 「〜を予防したり解決したりするために何ができるか、興味がありますか?」
- 「〜がなかった場合、あなたにとって最大の利益は何だと思いますか?」
- 「他の人の解決方法に興味がありますか?」
- 「〜について、何に一番興味がありますか?」
- 「これに対処するために何ができるか、興味がありますか?」

なぜ最初に情報を引き出す必要があるのでしょうか。

クライエントはパートナーであり、協力者だからです。彼らを「変化すべき人」とみなしたり、「診療所に口を運んでくる媒体」と捉えたりせず、ひとりの人間としての尊厳を認め、尊重する必要があります。あなたは専門家の役割を捨て、"正したくなる反射 (P.30)"を押さえなければなりません。また、クライエントがすでに知っている話をして

うんざりさせないよう気をつけなければなりません。あなたの持つ情報に意義があると感じてもらい、話す内容をしっかり覚えておいてもらうのです。それにより、提案を受け入れてくれる確率が高まります。

　クライエントと十分に関わりを持ち信頼関係を築いていれば、情報提供の許可を求めたときに相手は「いいですよ」と言うはずです。しかし、「情報なんていらない」と言う人も中にはいます。また、相手が情報提供を拒んだとしても倫理的に情報提供が必要な場合もあります。そういうときは次のような言い方をします。

- 「同意しなくてもかまいません。
　もちろん、最終決定権はあなたにあります」
- 「あなたに当てはまるのはどれでしょうか」
- 「これについてどう思いますか？」
- 「あなたには興味がないかもしれませんが、
　私は倫理的にお伝えする責任があると思っています」

P：情報を与える

　サンドイッチにたとえたとき、あいだに挟む肉にあたるもの。それは、情報を与えることです。歯科医療者の大半は、これには慣れています。読者の皆さんが「やっと知っていることが出てきた。これならできる！」と安堵のため息をつくのが聞こえてきそうです。

　情報を与える際のMIの実践方法は、以下のとおりです。

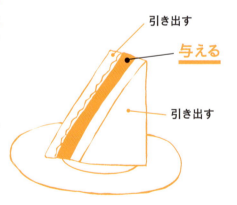

①優先順位をつける

　相手がもっとも知りたいと思っていること、またはもっとも知る必要がある情報に絞ります。最初のEの質問で、クライエントが知りたい情報はすでにわかっています。それなのに相手がすでに知っている情報を伝えるのは非生産的です。

②情報は明確に、相手が理解できるように提供する

　医療者は専門用語を使いがちですが、クライエントには意味不明な外国語と同じ

です。情報を伝えるときは、一般の人たちが普段から使っている言葉を使ってください。ところどころで立ち止まり、クライエントが話についてきているか確認しましょう。

- 「納得できますか?」
- 「何か質問がありますか?」

また情報を与えるとき、歯科医療者はよくひとり芝居をします。今まで何百回も繰り返してきたお決まりの演説であり、もはや対話ではありません。バークレーは歯科医療者を「説明病」と皮肉を込めて言いましたが、その通りです。一方的に話さずときおり質問を挟み、対話しながら伝えましょう。

対話例をご紹介します。

※医＝医療者　ク＝クライエント

医:
困っていらっしゃることをいくつか話してくださいましたね。
歯がしみること、顎に痛みがあること、
歯ぐきに出血があること……。
あなたの役に立ちそうな情報があるのですが、
聞いていただけますか?

ク:
はい、聞かせてください。

医:
歯がしみる、顎が痛む、歯ぐきが出血する。
このうち緊急の問題はどれですか?

ク:
そうですね。歯ぐきの出血でしょうか。
いったん血が出なくなったのですが、
また元に戻ってしまいました。
何か良い方法があるんですか?

医：
> はい。
> 歯周病の原因や治療法については、
> 最近多くのことがわかっているんです。
> 歯ぐきの出血を抑える新しい方法もありますよ。
> 興味がありますか?

ク：
> はい、あります。

　この会話例を読んで「なんだ、こんなことか」と拍子抜けしたことでしょう。でも実際、情報提供についてクライエントの許可を得ている人はほとんどいません。一方的に説明を行なっています。

③ クライエントの意欲を引き出す言葉を使う
　情報は、伝え方によって受け取られ方が大きく異なります。あなたの身振りや口調、態度、立っているか座っているかなどのすべてが影響します。
　精神科医のエリック・バーンは「交流分析」に関する本[※1]の中で、親・成人・子の関係性を使ってコミュニケーションのパターンを説明しました。そして、他者を支援する役割の人は「親―子」ではなく「成人―成人」のコミュニケーションをすべきだと強く推奨しています。**MIではまさにクライエント自身の意志を尊重して支援していくため、彼らを成人として扱うコミュニケーションが必要です。**
　現在の歯科では、コミュニケーションのほとんどが「親―子」スタイルで行なわれており、「~しなければならない」「~すべきだ」「~してはいけない」「~する必要がある」「~する以外にない」のような強制的な言葉が使われています。こうした言葉は抵抗したくなる気持ちをクライエントの中に引き起こしてしまいます（これは、実際に子どもとコミュニケーションをするときも同じです）。

④ 答えを強要しない
　もう1つのやってはいけない「親―子」コミュニケーションが、クライエントに答えを強要することです。答えを強要すると、クライエントの中に抵抗したい気持ちが生まれます。それよりも、許可を得たうえでこちらから情報提供をするほうが効果的です。

※1 "Games people play: The Psychology of Human Relationships"（邦訳『人生ゲーム入門：人間関係のテクニック』）

E: 情報を引き出す

　一周して、3番目の「情報を引き出す」に戻りました。最初の「情報を引き出す」は、情報提供そのものについて、クライエントの考えや気持ちを知ることでした。ここでは、**あなたが提供した情報や発言について、クライエントがどう理解し解釈したのかを尋ねるのがポイントです。**

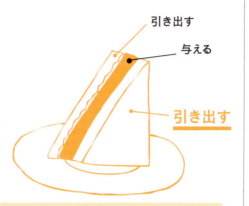

- 「それで、どのように解釈しますか？」
- 「ここまでわかりましたか？」
- 「混乱しているようですね」
- 「理解できますか？」
- 「他に何か、知りたいことがありますか？」
- 「それについて、どう思いますか？」
- 「あなたにどんなふうに当てはまりますか？」
- 「あなたにとってどんな意味がありますか？」
- 「次のステップは何だと思いますか？」

「聞き返し」や「要約」のスキルを活用することも可能です。

■ 情報交換に際して、気をつけるべきこと

　情報の交換に関して、歯科医療者が気をつけなければならないことがあります。助言の与え方、あなたが話す内容、診察とフィードバックの仕方についてです。

⚠ 助言の与え方

　助言を与えることは情報交換の一環のように見えて、実は少し違います。というのも、助言にはたんなる情報交換以上の要素が含まれているからです。それは「しなさい」という要素。いわば「変化の推奨」です。この、**助言が持つ「しなさい」の要素はクライエントにすぐに伝わり、抵抗したい反射を引き起こします。**子どもが指図される

のをイヤがるのと同じです。あなたが助言すればするほど、彼らはますます意地になって抵抗するでしょう。ミラーとロルニックはこれを「提案—否定のサイクル」と呼んでいます。助言を与えることは簡単ではありません。次のことに気をつけてください。

① 信頼関係をしっかり築いたうえで

　前章で述べた「信頼口座」のことを思い出してください（P.82）。クライエントとの信頼関係がより深まって口座が大きくなれば、助言が受け入れられる可能性は高まります。共感や肯定、思いやりや尊重の姿勢でしっかりと関係性を築き、そのうえで助言をするようにしましょう。

② 控えめに

　助言はどうしても指示になりがちです。助言を与えるときはクライエントの様子に注意して、興味がない様子や無視するような兆候を見逃さないようにしましょう。

③ 必ず許可を得る

　助言を与えるときは、必ず許可を得てください。前述のEPEのところで説明した通りです。

④ クライエントの選択を重視する

　クライエントがあなたの意見を求めているときでも、クライエントの意志を尊重してください。

- 「アイデアを提案しましょうか？」
- 「あなたに受け入れられるかどうかわかりませんが」
- 「納得できますか？」
- 「あなたのアイデアを試してみるといいと思います」

⑤ 複数の選択肢を提供する

　助言する際には、複数の選択肢を示してください。クライエントはそれらを検討したうえで自分で選ぶことができます。そうすれば抵抗したい気持ちは生まれません。逆説的なことですが、**人は自由に選べるときのほうが、他人からの助言を検討してそれ**

に従う傾向が高くなるものです。

⚠ 話す内容

　クライエントが変わるのを手助けするうえで、あなた自身の経験が強力なツールになることがあります。ロジャーズとコームズは、信頼関係を築く3つの条件のうち、1つはあなたがありのままの自分として存在することだと言いました。これをもっと具体的に言えば「本心から話す」ということです。

　つくり話は退屈でつまらないものであり、相手を聞き入らせることはできません。実際にあなたも誰かの話を聞いたとき、心から発せられた言葉には感動し、嘘くさいと感じたらうんざりして「早く終わらないかな」と思ったりするのではないでしょうか。

　ミラーとロルニックは、あなた自身のどの経験を話すのか、以下の項目に基づいて判断するよう提唱しています。

① 真実か?

　話の内容が真実でない場合、あなたはありのままの自分でいることはできません。アーネスト・ヘミングウェイの古い言葉を借りれば、クライエントはかなり正確な「ウソ発見器」を持っており、ホンモノかニセモノかをすぐに見分けます。

② 害を及ぼさないか?

　クライエントの様子に気を配り、あなたの話がその人に役立っているか判断する必要があります。文化、宗教、性別、年齢、経歴などの理由で、同じ話でも人によっては不愉快に感じる場合があります。

③「何に役立つか」が明確になっているか?

　話の内容が情報として適切であり、クライエントの尊敬が得られるものでなければなりません。クライエントの理解や信頼構築につながるかどうか。不安を率直に話したり質問したりすることにつながるかどうか。クライエントがその情報を活用できるかどうか。役立たない話はすべきではありません。

⚠ 診察とフィードバックの仕方

　クライエントから情報を得ようとするとき、多くの歯科医院では問診票を渡します。クライエントは待合室かユニットに座って記入します。つまり彼らが最初に接触するのは、思いやりのある人間ではなく記入用紙。情報収集の後にはたいてい、型通りのフィードバックが続きます。これは不毛で事務的なプロセスです。ミラーとロルニック

は、現在行なわれている診察やフィードバックにはほとんど効果がないため、必要最小限に抑えて、変化を促すという大きなタスクに組み込むべきだと言っています。

　MIのアプローチでは、クライエントを常に尊重し、"診察とフィードバックへの参加者"として扱います。**紙を使った一方的な情報収集ではなく対話をします。歯科医療者はその中で重要な臨床情報に気づくことができ、より良いケアを提供することができるのです。**MIをうまく使えば、様々な状況でクライエントを引き留める確率が高まることは、多くの研究[※2]で報告されています。

※2 Grote, Heffner, Klag、McMurran, Secades-Villaらの研究（2004）

> MIの入門コースを受けたとき、
> 最終日に私はトレーナーのところに行って
> こう言いました。
> 「私たちがクライエントに対して一方的な指示をせず、
> 聞き返しやEPEを使った情報交換を
> 行なっていたとしたら、
> 歯科はずいぶん違っていたでしょうね」
> 私は今でもそう信じています。

Take a Break 2

　ここまで、MIの4つのプロセス「関わる」「フォーカスする」「引き出す」「計画する」のほぼ半分まで来ました。私はこの本を、架空の歯科医療者を念頭に置きながら書いています。ここでちょっと休憩をして、その架空の人からの質問に答えるという形で、ここまでの振り返りをしたいと思います。内容は、執筆中に私自身が抱いていた疑問や一緒に研究をしてきた仲間からの質問、そしてワークショップに参加した方からの質問を参考にしています。

　この架空の歯科医療者の名前をレスリーとします。レスリーは約15年間診療を続けていますが、不満を持ち失望しています。素晴らしい歯科医ですが、几帳面なところがあり、次々に質問します。

Q.1

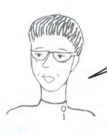

MIには多くのプロセスやサブプロセスがあって、とても複雑に思えます。
学ぶには時間がかかりますか？

回答

本当に、複雑に思えますよね。
この本を書きながら私も同じように考えました。
私が考えたことを聞いてくださいますか？

（レスリーがうなずく）。

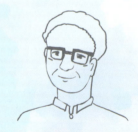

P.67で、アンダース・エリクソンの「エキスパートになるための
10,000時間ルール」について述べました。
またパンキーはよく、自身の提唱する哲学と技法を習熟するには
3〜5年かかるだろうと言っていました。
ですから、「MIは簡単ですよ」とウソを言うつもりはありません。
MIを学ぶには時間がかかります。
かといって、5年も10年もかかるわけではありません。

エリクソンが言っていたのは"専門家になる場合"ですし、
パンキーが言っているのは"マスターする場合"ですから。
最初は、一部分から始めるといいでしょう。
特に、「関わる」プロセスの「聞き返し」に取り組むようおすすめします。
クライエントの反応を見れば、やり方が適切だったのかどうかわかります。
この聞き方を楽しいと感じるようになるまで、繰り返しやり続けてください。
その次に、同じ方法で他のプロセスについても学んでいってください。
ワークショップやコーチングを利用すると、より早く習得できます。
MIを使い続ければ、生まれつきの本能のようにうまく使えるようになります。
ただし、定期的に練習しなければ上達はしません。

Q.2

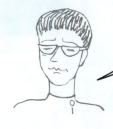

なぜ歯学部でMIを学ばなかったのでしょう。
学んでいれば、診療でこんなにも悩まなくて済んだのに。

回答

私も長年、そのことを非常にもどかしく思っています。
最近は歯学部でコミュニケーションスキルやビジネススキルを
教えるようになりましたが、まだまだないがしろにされているんです。
メインに教えているのはやはり、技術的スキルのほうです。
ですから私が現在の歯学部のカリキュラムを採点するとしたら、
「F（不可）」をつけるでしょうね。
修復技術や技術的知識を教えることに関しては
かなりよくやっていると思いますが。

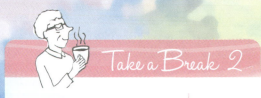

Q. 3

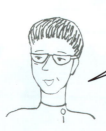

> MIを使うにあたって、
> もっとも重要なことは何ですか?

回答

クライエントを支援する歯科医療者が、思いやりを持つこと。
相手を手助けしようとすること。
正直な人間であることです。
アート・コームズにその質問をしたことがあるのですが、
彼の答えも「善良な人間であることでしょうね」というのものでした。
詳しくは第24章をお読みください。

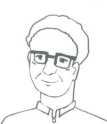

Q. 4

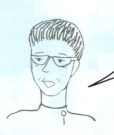

> 歯の疾患を予防するためにセルフケアを行なうことが、
> なぜクライエントにとってそんなに難しいのでしょうか。
> より健康になるために今の習慣を変えたり
> 実践したりするのは、
> そんなに難しいことなのでしょうか。

回答

MIの考えでは、クライエントが行動を変えることに対して
アンビバレンスを持っているから、
つまり相反する感情が同時に存在するから、というのが理由です。
「先生がおっしゃる通りだと思いますし、

それが私に役立つことだというのもわかっています。でも……」と。
だからこそMIを使うのです。
MIはアンビバレンスを解決するための優れた方法です。

Q.5

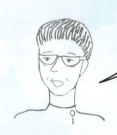

私には、診療でやるべきことが他にもたくさんあります。
「ラクダの背を折った最後の1本のワラ」の
ことわざ[※1]のように、MIは1つのことにしては
内容が多すぎる気がします。
混乱せず、MIをうまく診療に組み込むには
どうしたらいいでしょうか。

※1 最大限に荷物を積んだラクダに、あと1本ワラを追加で載せたところ、背骨が折れてしまった。何事にも限度があり、それを過ぎてはいけないということわざ。

回答

まずは本書を短時間でさらっと読んでみてほしいと思います。
MIがあなたの興味を引くかどうか、確認してください。
興味を引く場合はもう一度ゆっくり読み、プロセスのどれかを実践してください。
初めは手間取るでしょうが、
慣れてくるとより多くのプロセスを使えるようになります。
実践するときは少しずつ。急がないでくださいね。

Q.6

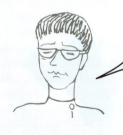

MIはかなり心理学的なもののように思えますが、
私は治療の専門家です。
どうしてこれまで行なってきた方法だけに
集中していてはいけないのでしょうか。
私は「ふれあい」を求めるような方法が
どうも苦手です。
なぜ、治療するだけではいけないのですか？

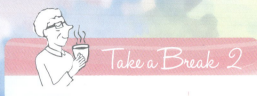

回答

確かに、歯を治療するだけなら簡単でしょうね。
でも私たちが患者と呼んでいる彼らが、そうさせてはくれないのです。
歯は"人間"に付随しているため、治療だけで済ますことは不可能です。
したがって、あなたにもアンビバレンスがあるはずです。
「治療するのが仕事だと思っているが、それだけではダメそうだ。でも……」。
このご自身のアンビバレンスを解決できなければ、
あなたはイライラし続けることになるでしょう。

Q. 7

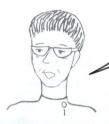

クライエントを尊重した関係性を築くことは、
治療を行なうのと同じくらい重要だとおっしゃいました。
私はそれは違うと思います。
だって倫理的も技術的にも相手が納得できる治療を
提供できなかったら、
私たちは訴えられる可能性があるんですよ。
なぜ信頼関係を築くことが重要だと考えるのですか？

回 答

必ず問題になることですね。
ここはバランスが必要だと思います。
バークレーは、「**関係を築くことのほうが治療をすることよりも重要だ**」
と言っています。
もしかすると適切な言葉ではないかもしれませんが、
私はあなたが「トライアスロン歯科医」になるべきだと考えます。
歯科の技術、ビジネス、人と接すること。
これらのすべてに精通する必要があるのです。
そうでなければ、脚の長さが違う三脚椅子のように
グラグラして不安定になってしまいますから。

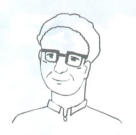

Q.8

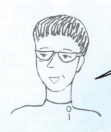

クライエント中心療法やMIは、
どのくらい前から使われていますか？

回答

カール・ロジャーズが最初の研究を行なったのは1940年代後半。
アート・コームズは1940年代後半から1950年代です。
ロバート・バークレーはこれらの研究を利用して、
1960年代にクラエントとの関係性に基づく歯科医療について
研究を行ないました。
以来ずっと、こうしたアプローチは一部の歯科医療者たちに実践されています。
ミラーがMIの最初の研究を始めたのは1980年代半ばです。
クライエント中心療法もMIも、
他者を援助するアプローチの1つとして非常に盛んに研究されています。
科学情報研究所[※2]は、世界でもっともよく論文が引用される
科学者の一人として、ミラーの名を挙げています。

※2 The Institute for Scientific Information

Q.9

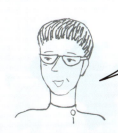

MIはヘルスケアの分野で使われていますか？
歯科ではどうですか？

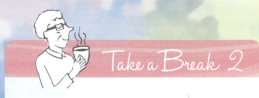

Take a Break 2

回答

ヘルスケアの分野ではすでに、MIが広く活用されています。
詳しくはミラーとロルニックの書いた
『Motivational Interviewing in Healthcare』をお読みください。
歯科ではまだほとんど使われていません。

Q. 10

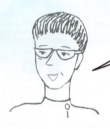

> 他にどんな分野でMIは使われていますか？

回答

主な分野はアルコール依存及び薬物乱用ですが、
ヘルスケア、刑務所、カウンセラー、教育、ライフ・コーチング[※3]、
組織のマネジメント、認知障害、異文化適応などの分野へと広がりました。
職業や分野が増えるにつれて、MIの利用は広がっています。

※3 人生全般に対して、プロがアドバイスを行なう。アメリカでは一般的で、広く行なわれている。

Q. 11

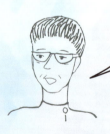

> MIのアプローチは、
> 歯科医師たちが現在行なっている患者との
> コミュニケーションとどのように違いますか？

Take a Break 2

回答

正反対です。
本書の前半部分では、この違いを説明することに
ページの大半を割いています。
正反対であることをもっとも的確に表すとしたら、
現在のコミュニケーションが「医療者中心」であるのに対し、
MIは「クライエント中心」であるということです。

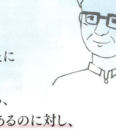

Q. 12

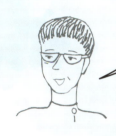

「心の知能指数(Emotional Intelligence)」
というものがあるとボブ・フレイザー氏から
聞いたことがあります。
MIやクライエント中心療法は、
この「心の知能指数」の1つの形ですか?

回答

この言葉は、ジャーナリストのダニエル・ゴールマンが著書[※4]の
タイトルに使った言葉です。彼は有名な研究論文を引用し、
「特に歯科のような高度で複雑な技術分野では、
技術的能力よりも心の知能指数を持っている人のほうが成功する」
と述べています。
成功要因の75%は「心の知能指数」であり、
技術的能力は25%に過ぎない、と。
これを歯科医療者にどのように適用するかについて、
ボブ・フレイザー氏が講義や論文の中で語っています。
以下は彼の論文からの引用です。

「ハーバード・ビジネス・レビュー誌に掲載された
マサチューセッツ工科大学 スローン経営大学院の論文に、
デヴィッド・マクレランド、ロバート・クーパー、ダニエル・ゴールマンの
画期的な発見が紹介されている。

※4 Daniel Goleman(1995) "Emotional Intelligence: Why It Can Matter More Than IQ"; Bantam Books

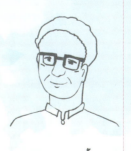

Take a Break 2

ハーバード大学とラトガース大学で行なわれた
約2,800人の成績優秀者に関する調査研究によれば、
彼らが成功した要因の75％は「心の知能指数」であり、
25％は技術的能力である。
しかも、MI及びクライエント中心アプローチは、歯科医が「心の知能指数」を
高めるのに役立つ。
MIは「心の知能指数」の1つの形である」

Q. 13

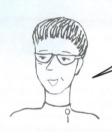

"クライエントとの信頼関係を基盤とした歯科"
について何度も述べていらっしゃいます。
定義を教えてください。

回答

現在の定義はこうです。
「クライエントとの信頼関係を基盤とした歯科とは、
健康及び幸福を中心に置く歯科医療である。
このアプローチでは、歯科医療者とクライエントの関係性が
治療技術と同じくらい、もしくはそれ以上に重要だと考える。
クライエントを中心に据え、変化の可能性や
健康への関心を備えた協力者として扱う。
目的は信頼関係を築き、尊敬、信頼、思いやりの雰囲気の中で
ケアを提供することであり、
クライエントが口腔の快適さ、機能、健康、幸福、美意識を
達成できるよう支援することである。
歯科医療者にとっては、個人的、職業的、財政的、
及び精神的に報われることにもつながる」

Q. 14

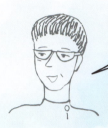

MIの概要を、改めて教えてください。

回答

以下の引用は「はじめに」でご紹介したものと同じですが、これがもっとも的確な要約だと思います。

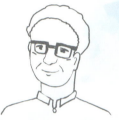

「MIとは何か？
相手から『現在の行動を変える理由や意欲』を引き出し、
健康へとつながる行動に確実に向かうようサポートするための対話である。

『行動を変えることについて相手がどんな言葉を発するか』に着目し、
変化の障害となるアンビバレンス（変わりたいと同時に
変わりたくないと思う迷いの状態）の解消を手助けしていく
カウンセリングスタイルである。

受容と共感の雰囲気を大切にしながら相手の真意を引き出し、
その人が自分自身の目標に向かって行動するのを支援するよう設計されている」

Q. 15

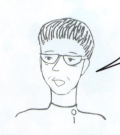

MIでは何を重視するのでしょうか。

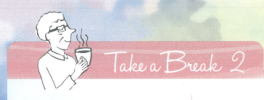

回答

ここでも、「はじめに」の文章を使います。
「従来のアプローチが『非常に権威的で、対立的で、屈辱的でさえあり、極度に指示的な話法に頼っていた』のに対し、
MIは『対決したり防御的にさせたりすることなく、
相手の"変わることへの意欲"をよりどころにした』方法である」
つまり、クライエント自身に行動を変える理由を見つけさせる、ということを重視しています。

Q. 16

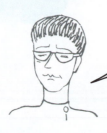

クライエントとの信頼関係を基盤とした歯科医療や、クライエント中心療法、あるいはMIについてこれまでほとんど聞いたことがありませんでした。なぜでしょうか？

回答

私にとっても謎です。
おそらく、歯科医療者が人間についてではなく
治療戦略や技術のほうに注目してきたからではないでしょうか。
さらに、「自分は患者とうまくコミュニケーションを取れている」
という先入観を持っており、
この能力を高める必要はないと思っているからです。
こうした視点や先入観に私は賛成できません。
自分が何を知らないのか、わかっていないのです。

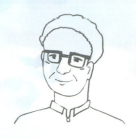

Take a Break 2

Q. 17

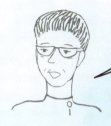

私は患者とうまくコミュニケーションを取っています。MIが役に立つとは思えません。どのように役立つのですか？

回 答

これは私の考えですが、歯科ではほぼ例外なく、
"専門家とその言うことを聞くべき人"という関係性の中でやり取りが
行なわれています。
人と人との信頼関係に基づいた
コミュニケーションを行なっている歯科医療者はごく少数です。
対話のスキルは技術的スキルよりも劣っています。
その結果、大半の歯科医療者が不満を感じ続けているのです。
コミュニケーションスキルの欠如を克服するためにMIは役立ちます。
スキルがあるという人でも、MIを活用すれば
クライエントをもっと手助けできるようになるでしょう。

Q. 18

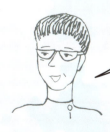

個人開業医以外でもMIを活用できますか？

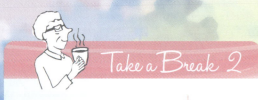

Take a Break 2

回答

MIは軍の診療所、刑務所の診療所、地域の診療所、ネイティブアメリカンの診療所、大学の歯学部、歯科衛生士学校、歯科助手の学校、個人診療所、及び歯科専門家と患者がやりとりを行なうすべての場所で活用できます。
また、歯科医、歯科衛生士、歯科助手、歯の健康に関する療法士、歯の健康に関する教育者、受付係など、患者と関わるすべての人が利用することができます。
MIは、歯科における学習及びコミュニケーションのゴールド・スタンダードになると私は考えています。

Q. 19

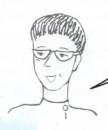

歯科医院に来る人に対して、「患者」ではなくて「クライエント」という用語が使われています。なぜですか？

回答

「患者」と「クライエント」の違いは、歯科医療者が相手をどのように扱うか、にあります。
「患者」という言葉には専門家に指示されるという従来のイメージが沁みついているため、共に考え共に答えを探すMIの文脈では、私は「クライエント」と呼ぶことにしています。

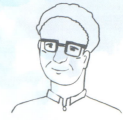

Take a Break 2

Q. 20

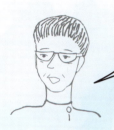

MIの実践を、他のスタッフに任せることはできますか？
私は歯の治療だけに集中したいのです。

回答

私の考えでは、それはできません。
あなた自身が生活や診療の中でMIを実践し活用しなければ、
あなたにもスタッフにも効果はありません。
MIが操作的なものになり、
それに気づいたクライエントはあなたに不信感を抱くでしょう。
あなた自身が偽りのない態度でMIを使って関わることが、
クライエントとの信頼関係を築くうえで欠かせないのです。

Q. 21

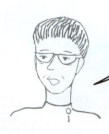

MIが有効でないケースはありますか？

回答

MIはもちろん万能ではなく、
すべての人に効き目があるわけではありません。

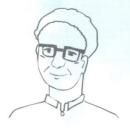

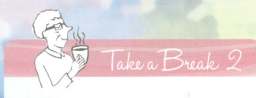

Take a Break 2

**ミラーとロルニックは、「MIのスキルや方法は、
行動を変えることについてアンビバレンスを持つ人に有効である」**
と述べています。
少なくとも、相手が変化に関心を持っていなければなりません。
金銭的な問題がある場合や性格的に強情なときなど、
あらゆる理由で変化をかたくなに拒否する相手に対しては、
MIをどんなにうまく使っても手助けすることはでないでしょう。

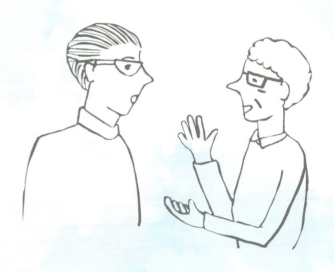

Take a Break 2

第4部

MIのプロセス3：引き出す

「引き出す」は、"変化に向かう準備"を手助けするプロセス。
クライエントのアンビバレンスを解決し、
行動への意欲を高めていきます。

第13章　アンビバレンスを解決するために

第14章　変化についての発言（チェンジトーク）を引き出す

第15章　変化についての発言（チェンジトーク）を強化する

第16章　現状維持の発言と反発に対処する

第17章　希望と自信を引き出す

第18章　自己矛盾に気づかせる

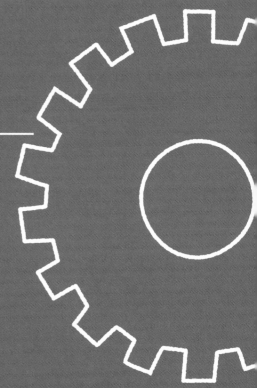

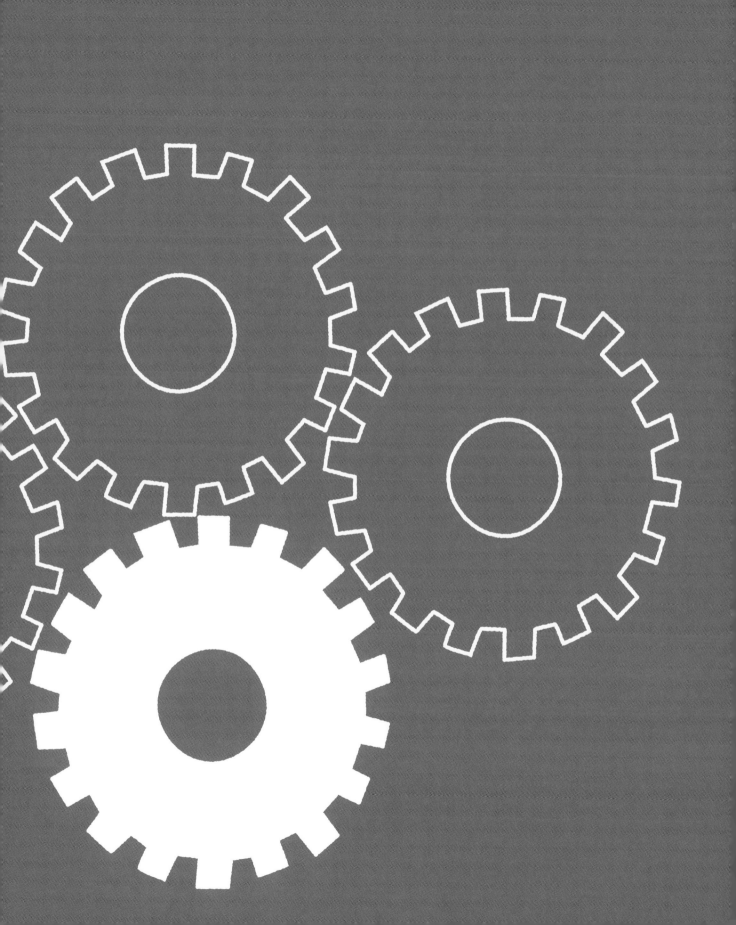

第 13 章
アンビバレンスを解決するために

> **keyword**　アンビバレンス、チェンジトーク、DARN、CAT、現状維持トーク

■アンビバレンス
変わりたいと同時に変わりたくない、やろうと思いながらやりたくない、といった矛盾した気持ち。人が変わるときの重要なステップ。

■チェンジトーク
クライエントの発する"変化についての言葉"。「今の行動を変えることについてどのくらい関心を持っているか」「どのくらい意欲的か」が表れる。

■DARN
変化に向けてまだ準備段階にあるクライエントのチェンジトークの種類。「**D**esire/変わることへの願望」「**A**bility/変わることに対する能力」「**R**eason/変わる理由」「**N**eed/変わる必要性」。それぞれの頭文字をとって**DARN**。

■CAT
アンビバレンスの状態を脱し、変化への心づもりができているクライエントのチェンジトークの種類。「**C**ommitment/意志表明」「**A**ctivation/行動する意欲の高まり」「**T**aking Step/具体的な一歩」。それぞれの頭文字をとって**CAT**。

■現状維持トーク
今の行動や習慣を変えたいと思っていないときのクライエントの発言。

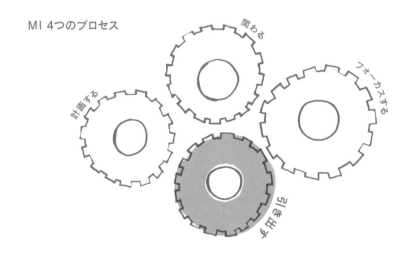

MI 4つのプロセス

第13章 アンビバレンスを解決するために

　前半では、MIの必要性やクライエントと歯科医療者の関係性について、基本的なことを説明してきました。ここからは、さらに新しい領域に入っていきます。MIの4つのプロセスのうち、3つ目の「引き出す」についてです。

　「引き出す」プロセスでは、行動を変えることに対する意欲や前向きな発言をクライエントから引き出し、クライエント自身がアンビバレンスを発見して解決できるよう支援していきます。 つまり、実際の変化に向かう準備を手伝うプロセスです。

　さて、ここでアンビバレンスについて復習しておきましょう。アンビバレンスは、「変わりたい」という気持ちと「変わりたくない」という気持ちが同時に存在し、シーソーのように揺れている状態です。

　この考えは初め、私にとって非常に目新しくて特別なものに思えました。「人は、変化が必要だと認識しさえすれば自動的に変わっていくものだ」と考えていたからです。現在の歯科界で行なわれている患者教育も、たいていはこの考えに基づいています。現状と今後起きうる問題を説明し、解決方法と小冊子を数冊与えれば、患者は自動的に変わるだろう。こちらの勧める解決方法を実践するだろう。歯科医療者はそう信じているのです。これがどんなに無益なことか、深く考えたことはありません。指示に従わない患者がいたら、「従順でない人」「ダメな人」あるいは「無知な人」とみなすのみです。

　でも実際は、**変化に向かう人というのは必ずアンビバレンスのステージを通過するのです。それを知っておくことで、まったく新しい角度からクライエントを理解できるようになります。そしてMIを使えばアンビバレンスを解決できます**（歯科医療者自身のアンビバレンスを解決するのにも役立ちます）。

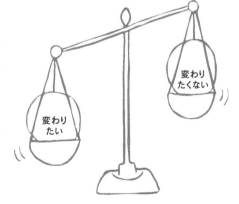

　また、**アンビバレンスを自覚することそれ自体が変化につながる人もいます。矛盾している自分がイヤになり、健康につながる行動のほうへ踏み出すのです。というのも、変わりたい気持ちと変わりたくない気持ちが混在し、そこからずっと抜け出せないという状態は心地良いものではないからです。**

　古代のギリシャ神話ではこの状態を「リンボ（天国と地獄の間に存在する場所）」と呼びました。行くのでも来るのでもない、ここでもそこでもない、2つの世界にまたがっているような場所。どちらにも進めないアンビバレンスはクライエントにとって地獄の

ようであり、そこから救い出そうとする歯科医療者にとっても同じく地獄なのかもしれません。

でも何度も言うように、このどっちつかずの状態は変化の過程につきものです。新しい行動と古い行動のあいだを行ったり来たりしている状態だからです。スタンリー・ケルマン[※1]がわかりやすく示しているのでご紹介しましょう。

※1 人間の身体を心との関連において捉える「身体心理療法」の指導者。

ケルマンによれば、物事を始めるにはまず何かを終えなければなりません。今の行動をやめる決断をするのです。ダイエットを例に挙げると、まずは「過食をやめよう」と決断します。次に新しい行動（＝健康的な食べ方）をスタートします。この新しい行動によって「中間的な状態」に押しやられます。ついたくさん食べてしまい反省して次の日は粗食にするといったように、新しい行動と過去の行動のあいだを行き来することになるのです。そして時間が経つにつれて意志が強くなると、過去の行動が少しずつ新しい行動に置き換わり、新しい習慣が形成されるという流れです[※2]。

※2 ウィリアム・ブリッジズも『Transition』という本の中で同じような変化の過程を紹介している。

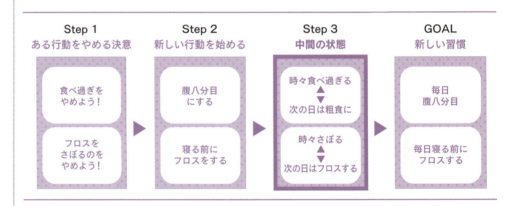

では、こうした中間の状態という"地獄"からクライエントを抜け出させるため、歯科医療者にはどんな手助けができるのでしょうか。

■ クライエントが発する「チェンジトーク」に着目

MIでは、クライエントをアンビバレンスから脱出させるため、「チェンジトーク」に着目します。チェンジトークとはクライエントの"変化についての発言"であり、そこには「行動を変えることについてどのくらい関心を持っているか」「どのくらい本気か」が

表れています。

たとえば、行動を変えることに少し傾きつつ、まだアンビバレンスの状態にあるとき（準備段階）。アンビバレンスの状態を脱し、行動を変える心づもりができているとき（移行段階）。そして、行動を変えるつもりがまだないとき（現状維持段階）。クライエントの発言を識別し、どの段階にあるかを把握しましょう。これはとても重要なMIのスキルです。

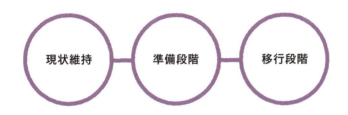

準備段階

行動を変えることに傾きつつ、まだアンビバレンスの状態にあるときのチェンジトーク

あるクライエントの発言を例にとって説明します。変化に向けてまだ準備段階にあるときの発言は4種類。MIの用語では、頭文字をとって「DARN」と呼ばれています。

> ①変わることへの願望（Desire）を示す発言
> 「歯ぐきからの出血をなくしたいです」
> 「歯ぐきからの出血をなくしたいと思います」
> 「歯ぐきからの出血がなくなるといいのですが……」
> 「歯ぐきからの出血がなくなることを願います」

以上の4つは願望の程度が異なります。弱い想いもあれば強い想いも。つまり、変わろうとしていても、その意志の強さには差があるということです。「変わりたい」と思うことはもちろん重要ですが、ただ望むだけでは手に入りません。アンビバレンスはまだ解消できておらず、変化の兆しも具体的には見えていません。

②変わることに対する能力（Ability）を示す発言
「歯周病をなくしたいですが、時間がないからフロスはしません」
「歯ぐきの出血をなくしたいのですが、良い歯ブラシが見つからなくてできません」
「歯ぐきの出血をなくせたらいいのですが、これは遺伝ですからどうにもできません」

　多くの場合、「できない」または「しない」という発言の前に「〜したいけれど」が加わります。変わる必要を感じつつ、「自分はできる」と信じることができずにいるのです。人は、できると信じていなければ行動しないものです。

　また、「できると思います」「たぶんできます」「できるでしょう」「できます」などポジティブに能力を示すことがありますが、この場合でもまだ安心はできません。こうした発言は、クライエントが変化に関心を持っていることの"兆し"。確実に行動するとは限らないのです。あくまでも変化の可能性として捉えましょう。

③変わる理由（Reason）を示す発言
「歯ぐきの出血がなくなったら、息が臭くなくなるでしょう」
「歯ぐきの出血がなければ、枕に血がつきませんね」
「歯ぐきの出血がなかったら、クリーニングの費用はそんなにかかりませんよね」
「歯ぐきの出血がなくなったら、もっと安心して過ごせるでしょう」

　変化するとしたらどんな理由があるか、もしくはどんな利点があるかについての発言です。どれも「変化するとしたら」という仮説を述べているだけで、「実際に変化する」という目標には到達していません。十分な理由があったとしても、クライエントは「変わりたい」もしくは「変われる」と思わない可能性があるからです。

④変わる必要性（Need）を示す発言
「〜をやめる必要があります」
「〜しなければなりません」
「〜することが不可欠です」
「〜することが絶対に必要です」
「〜せざるを得ません」

> 「～することが急務です」
> 「～することが重要です」

　変わることが自分にとってどれくらい必要か、どれくらい緊急か、どれくらい重要かを示しています。「必要だ」という発言は具体的でないのが特徴で、「なぜ必要なのか」という理由は語られません。クライエントの話に耳を傾け、さらに深く考えるよう促せば「なぜ必要なのか」を見つけられるかもしれません。しかし、それでもまだ変化が実際に起こる保証はありません。

移行段階

アンビバレンスの状態を脱し、行動を変える心づもりができているときのチェンジトーク

　準備段階のチェンジトーク「DARN」では、変化に少し傾いているとはいえクライエントのアンビバレンスはまだ解決していません。解決したと言えるのは、以下に述べる移行段階のチェンジトークをクライエントが発したとき。移行段階のチェンジトークには3種類あり、頭文字をとって「CAT」と呼ばれています。

> **①意志を表明（Commitment）する発言**
> 「～します」
> 「誓います」
> 「同意します」
> 「断言します」
> 「明言します」
> 「約束します」
> 「保証します」

　これらは、行動を起こそうとする意志が強いこと、実際に行動を起こす選択をしたことを示す発言。行動への明確な意志表示です。法廷で裁判官が「真実を話します

か?」と証人に尋ねたときの返答を思いだしてください。普通は「私は真実を話します」と言うでしょう。これは、「真実を話したい」「話そうと思います」「話すかもしれません」などのあいまいな発言とは大きな差があります。結婚の誓いをする場合も同じです。

　明言したくないときの代表的な言葉は「考えておきます」です。

②行動する意欲の高まり（Activation）を示す発言

「〜するつもりです」
「〜と思います」
「〜かもしれません」
「〜と願います」

　これは「惜しい、あと少し……！」の状態の言葉です。①の「意志を表明する発言」に限りなく近いのですが、まったく同じではありません。でも意欲は確実に高まっており、アンビバレンスから脱出しつつあることを示しています。もっと明確なチェンジトークを引き出す方法については、別の場所で改めて説明します。

③具体的な一歩（Taking step）を示す発言

「あなたが勧めてくださった歯ブラシと新しい歯磨き粉を買いました」
「あなたがおっしゃったように、
　歯ぐきに歯ブラシの毛が当たるときの感触に集中してみました」
「あなたにもらった小冊子を読みました」
「歯磨きの時間を測ってみました」

　アンビバレンスの解決に向けて、クライエントがすでに行動を起こしたことを示す言葉です。彼らは自力で、あるいはあなたと対話したことでこの段階に到達しています。まだ意志を表明してはいませんが、すでに動き出している状態です。

第13章 アンビバレンスを解決するために

現状維持

行動を変えるつもりがまだないときの発言

> 「痛いから、磨きたくありません」
> 「私の家族はみんな歳をとると歯を失うんです。
> 　私もそうなるのに、どうして面倒なことをしないといけないんですか」
> 「時間がありません」
> 「歯磨きで出血するのはいつものことです」
> 「フロスをすると歯ぐきに傷がつきます」
> 「その方法は好きじゃありません」
> 「試してみましたが、できそうにありませんね」
> 「他にやるべきことがあります」
> 「やりたくありません」
> 「全然気になりません」
> 「いただいた小冊子は特に役立ちませんでした」

　これらの発言は、現状に留まろうとする気持ち、つまり変化への抵抗を示しています。クライエントはまだ、今の習慣を変えたいとは思っていないのです。歯科医療者なら必ず、診療の中でこうした発言を耳にしたことがあるはずです。また、変化に向かう発言と、変化に抵抗する発言が絡み合っている場合も少なくありません。まずはクライエントの変化についての発言を聞き逃さないようにしましょう。そして、アンビバレンスを解決するにあたって彼らが現在どの段階にいるかを見極めることが大切です。

　クライエントから準備段階のチェンジトークを引き出し、移行段階のチェンジトークを引き出し、そうして少しずつアンビバレンスを解決するよう手助けしていく。これは簡単ではありません。でも、ミラーとロルニックは**「アンビバレンスは変化に向かう途中にある人が必ず通る道」**だと言っています。このことを理解していれば「健康のために必要なのに、なぜこの人は抵抗するんだろう？」という謎も解決するでしょう。
　次の章では、ここで述べたチェンジトークをどうやって引き出すかを説明します。

第 14 章
変化についての発言（チェンジトーク）を引き出す

「引き出す」とは、行動を変える際に生じるアンビバレンスを解決できるよう、クライエントを手助けするプロセスです。前章ではまず、変化についてのクライエント自身の発言を「チェンジトーク」と呼ぶこと。変わる意志が強いか弱いか、変わる準備ができているかそうでないかによって発言のニュアンスやトーンが少しずつ異なること。そしてそれをきちんと識別する大切さについて説明しました。

ただしこれらの発言は、ニコニコと話を聞いていればクライエントの口から自然と出てくるというわけではありません。MIを使って「引き出す」という積極的な働きかけをすることが必要です。働きかけにより、アンビバレンスのシーソーが変化のほうに傾いていきます。突然傾くこともありますが、普通は"ぎっこんばったん"を繰り返しながら緩やかに傾いていきます。

この章では、チェンジトークの引き出し方を探っていきます。行動を変えることについてどう思っているのか。クライエントが自分の気持ちを発言するよう、意図的に促す方法です。**いくつかの研究を通じて、促し方次第でチェンジトークの回数が増え、変わる意志も強まっていくことがわかっています**[1]。

では、どのようにチェンジトークを引き出せばいいのでしょうか。方法は大きく分けて次の6つ。「チェンジトークを促すような質問をする」"1から10段階"の質問をする」

[1] アメリカの心理学者アマハインは、薬物乱用の患者との61回の面接の中で、普通の会話をしたときとMIを使用したときはチェンジトークの回数を比較。MIを使用したときはチェンジトークが著しく増えた。また、グリンとモイヤーズの研究でも、カウンセラーが意図的に「引き出すMI」を使ったことでチェンジトークが明らかに増え、現状維持トークが減ることがわかった。その他3つの研究でも、MIの使用によりチェンジトークが「他に類を見ないほど」増えることが証明されている。

「極端な質問をする」「過去を振り返らせる質問をする」「将来を思い浮かべさせる質問をする」「価値観と目標を探る質問をする」です。1つずつ見ていきましょう。

■ チェンジトークを促すような質問をする

　もっともシンプルで直接的な方法がこれです。意図的に促してください。オープン・クエスチョンを行なうとチェンジトークを増やすことができます。クライエントの頭の中の"小さな反対の声"が減り、"変わることを応援する声"が増えていきます。
　まずは、準備段階のチェンジトーク「DARN」(P.121～123)を引き出します。

① **変わることへの願望（Desire）の発言を引き出す**

- 「口腔ケアの習慣について、何を変えたいですか?」
- 「口腔ケアの習慣を変えることで、どうなりたいですか?」
- 「習慣を変えたとき、お口がどんな感じになるといいなと思いますか?」
- 「口臭があるのはイヤですか?」
- 「来院された目的は何ですか?」

　「～したい」という発言を引き出すためには、一般的に「～したいですか?」「～を望みますか?」「～を好きですか?」を使います。とてもシンプルです。

② 変わることに対する能力（Ability）
についての発言を引き出す

- 「お口をもっと健康にするためのケアは、どんな方法でできると思いますか？」
- 「これらの習慣のうち、どれなら変えられそうですか？」
- 「習慣を変えることに、どれくらい自信がありますか？」
- 「習慣を変える可能性はどれくらいですか？」
- 「いつから始めることができますか？」
- 「これらのうち、どれが一番できそうですか？」
- 「どんなアイデアが役に立つと思いますか？」

　「〜できる」という発言をクライエントから引き出す場合には、「〜できますか？」「〜が可能ですか？」「〜できると思いますか？」の言葉を使って直接的な質問をします。

③ 変わる理由（Reason）
についての発言を引き出す

- 「なぜ歯磨きの仕方を変えたいのですか？」
- 「口腔ケアの習慣を変えると、何があるのですか？」
- 「こうしたら、どんな良いことがあるのですか？」
- 「なぜ、こうすることに価値があるのですか？」
- 「なぜ来院されたのですか？」
- 「お口の健康は、あなたにとってなぜ重要なのですか？」

人は「なぜ?」と聞かれれば「〜だから」と答えるもの。2歳の子どももよく「なぜ? なぜ?」を繰り返しますが、MIの質問ではあくまでも"行動を変えること"について尋ねます。

またアンビバレンスを念頭に置いて、質問の前に次のような言葉を入れるのも効果的です。

- 「だいたいみなさん2通りの理由を述べますよ。
 おそらくあなたにも、いろいろな気持ちがあるでしょうね。
 行動を変えたいと思う理由は何ですか?」

④ 変わる必要性（Need）を示す発言を引き出す

- 「そうすることがあなたにとって、どれくらい重要ですか?」
- 「それはあなたにとって、どれくらい急務ですか?」
- 「それはあなたにとって、どれくらい深刻ですか?」
- 「これらのうち、変える必要があるのはどれですか?」

変わることがどれほど緊急なことか。これもまた、シンプルに聞くのみです。

■ 気をつけたいこと

質問をすることでチェンジトークは引き出せますが、どんな質問でもいいわけではありません。相手に恥をかかせるような言い方や専門家特有の責め口調で行なうと、「現状維持のトーク」が返ってきてしまいます。

良くない質問は次のようなものです。

> 「なぜ、こうしないのですか?」
> 「何がイヤなのですか?」
> 「どうしたら続けることができるのですか?」
> 「何を考えているのですか?」
> 「なぜできないのですか?」

　質問をするときには「この質問でちゃんとチェンジトークを引き出せるだろうか?」「現状維持トークが返されてしまわないか?」と一度自問してみると良いでしょう。
　また、クライエントの発するチェンジトークと現状維持トークの比率にも注意してください。もちろん、チェンジトークが多くなるようにしなければなりません。

■ "1から10段階"の質問をする

　「1から10の段階で言うとどのくらいか?」という質問も、チェンジトークを引き出すのに有効です。第1章で述べたバークレーもこの質問方法を使っていました。私は新規のクライエントが来たときの面談で、必ず次のように質問していました。

> ●「歯の健康があなたにとってどれほど重要か、1から10の段階で評価してみてください」

　たとえばクライエントが「8ですね」と答えた場合、続けてこう尋ねます。

> ●「なぜ8で、5ではないのでしょうか?」

　ここでまた"正したくなる反射"が顔を出し、「なぜ10ではないのですか?」などと責めてしまうと、現状維持のトークが返ってきます。「それがどうしてそんなにも重要なのでしょう」と、純粋な好奇心から聞いていることが相手にわかるように質問し、チェ

ンジトークを引き出しましょう。
　10段階で答えてもらう質問はあらゆる場面で使えますが、適切な状況かを判断することは大切です。使う前には一度、自問してください。「この質問で、ちゃんとチェンジトークを引き出せるだろうか?」「現状維持トークが返ってきてしまわないか?」「クライエントの発言は、現状維持トークよりチェンジトークのほうが多くなっているだろうか?」。答えが「Yes」なら、あなたが正しい道を進んでいる証拠です。「No」なら他のプロセスを試してください。すべて失敗に終わる場合は、最初に戻って「聞き返し」を行ないましょう。

■ 極端な質問をする

　以上に述べた様々な質問を行なってもチェンジトークが引き出せないときは、極端な質問をしてみるのも効果的です。歯の健康に関してクライエントが思う最良のこと、あるいは最悪のことは何かを尋ねるのです。

- 「歯ぐきからの出血について、何が一番心配ですか?」
- 「この問題が続いた場合、最悪どんな状態になりますか?」
- 「歯ぐきからの出血について、どんな悪いことを聞いたことがありますか?」
- 「歯ぐきからの出血について、最悪の場合何が起きると聞きましたか?」
- 「歯ぐきからの出血がなかった場合、一番良いのはどんなことですか?」
- 「今のお口の状態を6としたとき、10になったらどんなふうに感じるでしょうか?」
- 「お口の中が完全に健康になったら、どんな良いことが起きるでしょうか?」
- 「お口の中が完全に健康になったとき、もっとも良いことは何ですか?」

■ 過去を振り返らせる質問をする

　歯の問題がなかった「過去」を思い出させ、それを「現在」と比較させるような質問もあります。

- 「歯にまったく問題がなかったときのことを覚えていますか？
　　どんな感じでしたか？　何が変わりましたか？」
- 「痛みがなかったときはどんな感じでしたか？　今はどうですか？
　　今の痛みを1から10の段階で評価してみてください」
- 「歯が黒ずむ前は、もっと自信が持てていましたか？　今はどうですか？」
- 「お口の健康について、5年前と今で違うことは何ですか？」
- 「以前はしていたのに、この問題のせいで
　　できなくなってしまったことは何ですか？」

■ 将来を思い浮かべさせる質問をする

　反対に、問題がなかったら「将来」はどんなものになるかを考えさせる質問もあります。

- 「この治療を受けた場合、あなたの歯は将来どうなると思いますか？」
- 「息がくさくなかったら、あなたの生活はどんなものになるでしょうか？」
- 「歯の問題でとても悩んでいらっしゃるように見えます。
　　問題がなくなったらどんな気持ちになると思いますか？」
- 「この痛みがなかったら、どんな感じになると思いますか？」
- 「この先5年で、歯はどのくらい健康な状態になると思いますか？」

念押しをしたいなら次の質問を加えるとよいでしょう。

- 「これをしなかった場合、将来歯はどんな状態になると思いますか？」
- 「今できていても5年後にはできなくなるかもしれない。
　　そのことについて考えたことがありますか？」
- 「歯の問題を放っておいたせいで後悔している人の話を、
　　聞いたことがありますか？」

第14章 変化についての発言（チェンジトーク）を引き出す

■ 価値観と目標を探る質問をする

「引き出す」取り組みというのは、クライエントがどんな理由で新しい行動へと踏み出すのかを見つけること。壁にぶつかったときは、質問の範囲を「その人の人生でもっとも大切なもの」に広げてみてください。もしかするとあなたは「その人がもっとも大切にしていること」をすでに耳にしているのに、自分と価値観が違うせいで見落としているだけかもしれません。もしくは、歯の健康がいかに日常生活に影響を与えるか、クライエントがしっかり考えていないだけかもしれません。**MIでは「健康のために行動する意志や意欲を持たない人はいない」という考えを大切にしています。「問題に厳しく、人にはやさしく」という言葉**[※2]を心に留めておいてください。

質問の仕方はこうです。

> ● 「以前、あなたにとって○○○○が非常に重要だとおっしゃっていました。歯の問題がそれに影響するかもしれないと考えたことはありますか？」

※2 ウィリアム・ユーリー、ロジャー・フィッシャー著『ハーバード流交渉術 イエスを言わせる方法』より。交渉相手をパートナーとして考え、問題を共に解決していくという姿勢を説く（原題は『Getting to Yes : Negotiating Agreement Without Giving In』）。

このように、クライエントを行動へと導くにはチェンジトークを多く引き出すことが重要ですが、エレベーターで最上階に昇って行くようにはうまくいきません。クライエントが下の階のボタンを押し、気がつくと元の場所に戻っていることもあります。MI開発者のミラーとロルニックは灯台のたとえを使ってこう言っています。
「嵐が吹き荒れる音がしても、灯りを、つまりMIの目標を見失わないことが大切だ」
クライエントから現状維持のトークが発せられたとしても、前のプロセスに戻って少しずつやり直せばチェンジトークへと変えていけます。そのことを忘れないでください。

何度も述べた通り、クライエントのフィードバックが何より有益な情報です。「やってみます」「こうしたいです」などのチェンジトークが多ければ、あなたはうまく引き出せているということですから、ぜひそのまま続けてください。

「する必要を感じません」などの現状維持トークが多ければ、まだ十分に引き出せていないことになりますから、何か違うことを試す必要があります。簡単ではありませんが、繰り返すうちにだんだんと慣れてうまく対応できるようになります。クライエントのフィードバックによって、あなたのMIスキルは確実に高まっていくでしょう。

もう1つ覚えておいてほしいことがあります。この章で挙げた質問を、実際にクライエントと対話する際の「台本」として使いたくなるかもしれませんが、それは避けてください。**あなた自身の言葉を使ってください。相手に対する純粋な関心、思いやり、尊重の気持ち、好奇心こそが最大の武器です。**このことを忘れなければ、台本を使うよりもずっと効果的に手助けできます。

第14章 変化についての発言（チェンジトーク）を引き出す

第 15 章
変化についての発言（チェンジトーク）を強化する

　　チェンジトークを引き出しても、クライエントが実際に行動を起こさなければ意味がありません。引き出したクライエントの発言に対してさらに働きかけ、意欲を強化し、行動へと確実に導いていく必要があります。
　そこで効果的なのは、第7〜8章の「関わり」のところで述べたOARS（オープン・クエスチョン、肯定、聞き返し、要約）のスキルを使うこと。チェンジトークにうまく応答できればクライエントはどんどん梯子を上り、「変化」の段階に達することができます。

■ チェンジトークを強化する方法

① オープン・クエスチョンで"詳細"を聞く
　オープン・クエスチョンは「Yes、No」のように答えを狭めず、相手に自由に答えさせる質問です（P.52〜54）。まずはあなたがクライエントの発言にとても関心を持っていることを示し、それからオープン・クエスチョンを使ってもっと詳しく話してもらえるよう促します。

第 15 章 変化についての発言（チェンジトーク）を強化する

※医＝医療者　ク＝クライエント

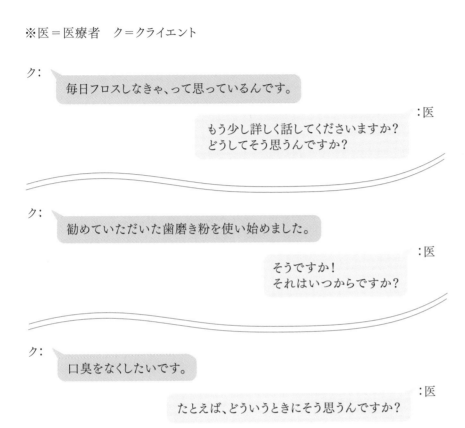

「去年から思っていたんですよ」「朝起きたときに思います」など、詳細や具体例を聞くことができたら、より多くのチェンジトークをクライエントから引き出していることになります。チェンジトークが増えれば、このオープン・クエスチョンは成功です。

② 発言を肯定する

クライエントの発するチェンジトークを認め、大切にし、信用し、尊重しましょう。

※医＝医療者　ク＝クライエント

ク：食生活も変えて、炭酸飲料の量を減らしています。今まではそうしなければと思いつつできなかったんですが。

医：ああ！それは健康になりますよ、すごいですね。

ク：毎日フロスをするつもりです。歯ぐきの出血をなくしたいので。

医：いつからそう思っていたんですか？

ク：1ヵ月ぐらい前からです。

医：すごくいいことですね！

ク：タバコをやめなければと、ずっと思っていました。

医：禁煙がお口の健康にもつながるということをよくご存知なんですね！

③ 発言に対し、聞き返しを行なう

第7章で述べた基本中の基本のMIスキル、「聞き返し」はチェンジトークを強化する際にも非常に有効です。

聞き返しには単純なものと複雑なものがあります。クライエントの言ったことを改めて述べる"単純な聞き返し"は、クライエントの話をこちらが理解していることを示し、信頼関係を深めるのに有効です。でもここで必要なのは"複雑な聞き返し"です。**クライエントより少し先回りをして、「あなたはこう思っているのではないでしょうか」と述べます。**クライエントはあなたの聞き返しに答えようとして考えを深め、「思ってはいたけれど口に出していなかったこと」を言葉にするでしょう。**チェンジトークをリードしていく、という感じです。**

※医＝医療者　ク＝クライエント

ク：歯ぐきから出血するのをずっと不安に思っていましたが、それが歯がなくなる原因になるとは知りませんでした。

医：歯がなくなるのもそうですが、もっと重要なことにもつながっているから不安になりますよね。

ク：そうなんです。歯周病は心臓発作などの問題にもつながるって、新聞に書いてありました。

医：あなたにとって健康は重要で、健康上の問題を予防するために歯周病を予防したいと思っていらっしゃるのですね。

ク：はい。口の疾患を含めてどんな病気にもかかりたくありません。病気になった友だちが何人もいますから。

医：お友だちが病気になったのを見て、あなたは健康でいたいと強く思っていらっしゃるんですね。

ク：その通りです。そのために何が役立つか、教えていただけますか？

この聞き返しがうまくできると、行動を変えることについての前向きな対話が始まります。そして1つ聞き返すごとに、さらにもう1つチェンジトークを引き出すことができるでしょう。

④ 発言を要約する
　MIにおける要約は「聞き集めたものをまとめること」。要約により、あなたが話を熱心に聞いていたことが相手に伝わります。またあなたが得た情報を1つにまとめてみせることで、クライエントは自分が話したことの全体像を把握でき、自分が気づいていない事柄に気づき、健康について深く発展的に考えることができます。
　だからといって、クライエントの発言すべてをオウム返しにするのは効果がありません。そうではなく、**発言の中で重要だと思われる点、つまりさらなるチェンジトークを引き出せそうな点を意図的にピックアップして、クライエントと一緒に確認してください。**

※医＝医療者　ク＝クライエント

医：
> あなたがおっしゃったことを私がちゃんと理解しているか、
> 確認させてくださいね。
> あなたは歯ぐきからの出血をずっと気にされていました。
> それが歯周病であって、
> 歯がなくなる原因になるということを
> 最近知ったんですね。

> また、歯周病が口だけの問題ではなく
> 全身の健康に関わってくることもよくご存知です。
> 新聞でその情報を読んだとおっしゃいました。

> 健康に無頓着だったせいで病気になってしまった
> お友だちがいて、その影響であなたは口の健康についても
> 全身の健康についてもしっかり気を配りたいと
> 考えていらっしゃる。
> ここまでは正しいでしょうか？

ク：
> はい、その通りです。

医:
> それから、健康のために何ができるかを知りたいともおっしゃいました。これでまとめになっていますか？他に何か思ったことや話したいことがありますか？

　あなたの要約をクライエントと一緒に確認したら、最後に次のステップにつなげる言葉で会話を終えてください。

医:
> 健康のためにできることはいくつかあります。具体的に知りたいですか？

ク:
> もちろん。ぜひ知りたいです！

　ここまで来たら、後は第5部の「計画する」のプロセスに進めばいいだけです。
　要約は、あなたが聞いたこと・把握したことをたんに整理するためのものではなく、言葉を使ってクライエントの関心や意欲を掻き立てる効果的な戦略です。自分の話したことを他人の言葉で改めて聞くことは、クライエントに強力で新しい視点を与えます。**自分の中にある変化に向かう気持ちや抗う気持ちを客観的に見つめ、再確認したり強めたりすることにつながるのです。**

　以上のようにMIを使ってチェンジトークに答えていくと、断片的だったクライエントの変わることに対する考えが少しずつ固まり、強化されていきます。そして、実際に行動を変えていくよう後押しできます。
　また、あなたがいかにクライエントを気づかい、彼らの健康に関心を持っているかを示すこともできます。信頼関係を深め、広げることができるのです。**あなたは治療したりクリーニングしたりするだけでなく、導き手や支援者としての役割を新たに担うことになるでしょう。つまり診療所が「穴を開けて、埋めて、掃除して、請求する」工場から「パートナーが健康になるよう手助けする」場に変わるということ。**私にとってこうした対話は、診療の中でもっとも楽しいひとときでした。

　それでも、コインに裏があるように、うまくいかない場合があるのも事実です。OARS

などのスキルをどんなにうまく使っても、抵抗し続ける「意固地な人」はいるものです。彼らはとにかく、あなたがやろうとしているのと逆のことをします。私はこういう人たちのことをよく知っています。なぜなら、私もそのひとりだからです。チェンジトークを引き出そうとすれば、必ず「そうですね、でも」と答える人です。この答えは、あなたが引き出そうとしているものとまったく逆です。あなたがチェンジトークを引き出そうとしているのに、彼らは現状維持トークを返し続けるのです。非常に悩ましい問題です。

　次の章では現状維持トークや不信感、意固地な人にどう対応すればいいかを探ります。

第 15 章 変化についての発言（チェンジトーク）を強化する

第 16 章
現状維持の発言と反発に対処する

> **keyword** 現状維持トーク、反発、自己決定、リフレーミング

■ **現状維持トーク**
今の習慣を変えたいと思っていないときのクライエントの発言。

■ **反発**
クライエントが歯科医療者に対して不信感を抱いたときの行動。

■ **自己決定**
クライエントが誰かの指示ではなく、自分で自分のやるべきことを選択すること。

■ **リフレーミング**
今とらわれている考え方・捉え方の枠組みをいったん外し、別の解釈をすること。

　出会うクライエントのすべてが、あなたの計画や考えの通りに振る舞うわけではありません。でもそれは「失敗」なのでしょうか？　そうではありません。人間を相手にするときには当然起こりうることです。
　この章では、「私は〜しません」「〜するつもりはありません」といった現状維持の発言をし続けたり、あなたに対して「反発」を示したりするクライエントへの対処方法を説明します。

■ 現状維持トークに対処する

現状維持トークとは？
　現状維持トークは、文字通り現状に留まろうとするクライエントの発言のこと。つまりチェンジトークの反対です。**この現状維持トークには、アンビバレンス（変わることへの迷いや葛藤）が表れています。つまりごく自然な変化の過程にあるということ。「変わりたい」と「変わりたくない」のシーソーが今は「変わりたくない」のほうに傾いてい**

るだけですから、「**変わりたい**」**のほうへ傾くよう働きかければいいのです。**クライエントが現状維持の発言をしたときには、それを無視しないようにしてください。かといって助長してもいけません。ではどのように対処すればいいのでしょうか。

効果があるのはやはり、MIの基本スキル「聞き返し」です。3種類の方法があります。

対処方法
① 直接的な聞き返しを行なう

前の章で述べた「単純な聞き返し」と「複雑な聞き返し」です（P.138〜140）。これらを行なうだけで、チェンジトークを引き出せる場合は少なくありません。次へのステップを急がず、クライエントが前向きな言葉を口にするまで待ってください。

※医＝医療者　ク＝クライエント

ク：
> 私は歯ぎしりはしません。
> 人からそう言われたこともありませんよ。

医：
> 歯ぎしりしているんじゃないか、
> と思ったことはないんですね。

ク：
> はい、まったく。

医：
> 今まで、ご友人や家族からも
> 特に言われてはいない、ということですよね。

ク：
> ああ、そう言われてみれば一度、
> 妻に「歯ぎしりをしていたわよ」って
> 言われたことがあります。

② 大げさな聞き返しを行なう

聞き返しをちょっと大げさな言葉で行ない、変化の方向に対話を押し進める方法もあります。複雑な聞き返しに少し似ています。

※医＝医療者　ク＝クライエント

ク：
> 私は別に悪いところはないと思っています。
> でも、妻が受診しろって言うんですよ。

医：
> 奥様に促されていらっしゃったのですね。
> ただ、ご自分では悪いところは1つもないと
> 思っていらっしゃるのですね。

ク：
> ええ、だってどこも痛くないですから。

医：
> 痛みがないので、歯のことなんて考える必要はないと
> 考えていらっしゃるんですね。

ク：
> いやまぁ、そういうわけじゃないんですけど。
> 久しぶりに来たという感じです。
> 半年以上間が空くと、妻が行けって言い出すんですよ。
> ですから、受診したほうがいいんでしょうね。
> 妻にこれ以上うるさく言われたくありませんし……。

③ アンビバレンスの両面について聞き返しを行なう

まずはクライエントの「現状を維持したい気持ち」を肯定します。次に、以前クライエントが発した「変わりたい気持ち」を持ち出して肯定します。

※医＝医療者

注目！　医：
> 痛みが何もないので、長いあいだ受診されなかったのですね。
> それから、以前受診されてから
> かなり時間が経っているので、
> ご自身で気づいていない問題が何かあるかもしれないと
> 思っていらっしゃるのですね。

前半と後半のあいだに、「それから」という言葉を使うことに注目してください。この"つなぎの言葉"はとても重要です。ここで「でも」を使ってしまうと結果は大きく変わります。「それから」は現状維持の気持ちと変わりたい気持ちの両方を尊重して肯定

しますが、「でも」は現状維持の発言を批判し、否定する意味合いを含んでいます。
「でも」が相手に指示を出したがる専門家の言葉であるのに対し、「それから」はクライエントから意欲を引き出す支援者の言葉であるとも言えるでしょう。実際に両方使ってみて、結果がどう違うか確認してみてください。

より戦略的な対処方法
現状維持トークに対して、「聞き返し」よりも戦略的な対処方法が3つあります。目的は聞き返しと同じで、クライエントの現状維持トークを減らしてチェンジトークを増やすことです。

① クライエントの自己決定を尊重する
「健康につながる行動をするかどうかは本人が決めるべきである」という考えを述べ、クライエントの自己決定を尊重します。

※医＝医療者　ク＝クライエント

ク：
> フロスを使うのは好きじゃありません。

：医
> もちろん、使うかどうか選ぶのはあなたです。誰も強制することはできません。

突き放すのでも嫌味でもなく、1つの真実として伝えることができれば、結果はうまくいくでしょう。あなたの口調や姿勢、振る舞いが影響してきます。

② リフレーミングを促す
認知療法の専門家がよく使う方法です。クライエントに「今の見方とは別の見方もあるんだ」「考え方は1つではないんだ」と気づかせる方法です。別の選択肢や考え方を検討できるよう促していきます。

※医＝医療者　ク＝クライエント

ク：
私は今、いろいろやっています。
内容が多すぎて大変です。

医：
それによって、あなたの生活が
かえってシンプルになると考えたことはありますか？

ク：
いつも妻に「ああしろ、こうしろ」と言われるんです。
もうウンザリですよ。

医：
奥様はあなたとあなたの健康を、
本当に気にかけているんですよ。

ク：
高すぎます！

医：
長い目で見れば節約になると
考えたことはありますか？

ク：
息が臭いなんて、
誰にも言われたことないですよ。

医：
陰で言われているかもしれないと
考えたことはありますか？

③ 同意しつつ、リフレーミングを促す

これは、聞き返しで始めてリフレーミングで終える方法です。

※医＝医療者　ク＝クライエント

ク：
いつも妻に「ああしろ、こうしろ」と言われるんです。
もうウンザリですよ。

医：あなたがどんなに嫌な思いをしているか、わかりますよ。奥様があなたとあなたの健康を本当に気にかけているのだと、考えたことはありますか？

ク：高すぎます！

医：あなたにとっては高すぎるんですね。私の経験では、長い目で見れば節約になると思います。

　この場合も、あなたの口調や姿勢、振る舞いが結果に影響します。リフレーミングの言葉は嫌味のないように、まるで思いついたかのように加えてください。

■「反発」に対処する

反発とは？

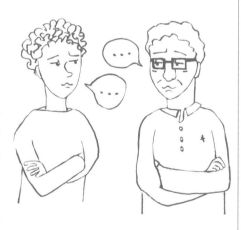

　ここで言う「反発」というのは、変わることへの反発ではありません。"あなたに対する反発"であり、不信感です。反抗的な言葉を使ったり、無視したりします。あなたのほうも怒りを感じ、クライエントを非難したくなります。まるで、クライエントと戦っているような気持ちにさえなるでしょう。
　こうした状況は、4つのプロセス「関わる」「フォーカスする」「引き出す」「計画する」のどれにおいても生じる可能性があります。反発や不信感は、ごまかしを受けたという過去のトラウマや怒り、アンビバレンスなど、人間らしい感情から生じます。そしてもっとも一般的な原因は、歯科医療者の「正したくなる反射」です。
　反発心や不信感の煙がくすぶっているときに素早く食い止めて、炎が燃え上がらないようにしなければなりません。以下のような"煙探知機"を使って、反発の兆候をキャッチしましょう。

反発の兆候
① 自己防衛
　脅威を感じたときや、人格・自尊心・自負心が傷つけられそうになったとき、人は必死で自分を守ろうとします。心の壁を高くして砦を築くのです。一般的には次のような方法をとります。

・自分を正当化する
「私はこれが正しいと思っています」
「私にはわかっているんです」
「本で読みましたから」

・人を非難する
「よくそんなことが言えますね!」
「私のせいじゃありませんよ!」
「○○さんが私にそうしろって言ったんです!」

・問題を最小化する
「あぁ、そんなの大した問題じゃありませんよ」

② 敵対
　戦いが目前に迫ると、次のような敵対的な態度や発言、口調が表れます。
「イヤです!」
「あなたは全然わかっていません」
「それは間違っています」
「あなたの言うとおりにはしません」

　あなたはまるでクライエントと権力争いをしているように感じ、専門家としての権力を使ってどうにかして説得しなければ！と考えます。敵対している状況です。このときクライエントは反対意見を述べることも他の歯科医院に行くこともできるため、あなたより有利な立場にいます。

③ 口を挟む
　クライエントがあなたの話に割り込む、口を挟む、邪魔をする、もしくは話を中断させようとする場合は反発が起きています。あなたは苛立ちを感じます。なかには、もと

もとこういうタイプなだけで別に怒っているわけではない、という人もいますが、そうではなく、明らかにいつもと違う様子で口を挟み始めたときは気をつけてください。クライエントは、あなたが自分のことを理解していないと感じたとき、あなたの意見に賛成したくないと感じたとき、あなたの口調が気に入らないときなどに口を挟んでくる可能性があります。

④ うわの空

クライエントが会話から"チェックアウト"してしまい、あなたの話に耳を傾けず、心ここにあらずの状況です。腕を組み、あなたと目を合わせず、話にも反応せず、腕時計ばかり見ています。まったく別の話題を持ち出してくることもあるでしょう。

以上のような兆候は、あなたとクライエントのあいだの信頼関係が崩れようとしているか、もしくは初めから築かれていなかったことを示しています。**兆候をキャッチしたら、まずは「反発が起きている」「不信感を抱かれている」という事実をしっかりと認めることが大切です。そのことに気づけて初めて、適切な対処ができるでしょう**[※1]。

さて、クライエントの反発に対してどのように対処すればよいでしょうか？ 答えはもう、おわかりかもしれません。そう、まずは「聞き返し」です！

対処方法
① 聞き返しを行なう

※医＝医療者　ク＝クライエント

ク：よくもそんなに高い治療費を請求できますね！そんな治療が必要だなんて、どこの歯医者にも言われたことありませんよ！

医：私が必要だと言った治療のことで、驚いていらっしゃるのですね。今まで、治療について言われたことがなかったのですね。

※1 ミラーとロルニックは、反発の兆候は文化によって異なると述べている。ある文化においては「防御」であっても、別の文化では「調和」の場合も。憎まれ口をたたいて互いを攻撃することで愛情を示し合う場合もあるという。

ク：
フロスなんて本当に必要なんですか？
前の歯医者は「使わなくていい」と言っていましたよ。

医：
急にフロスの話をされて、戸惑っているんですね。
本当に必要なのか疑っていらっしゃるんですね。

ク：
治療なんて、私は求めていませんよ！
歯石を取ってもらいに来ただけですから。

医：
あなたはクリーニングのつもりで来院されたのに、
治療のことを言われて驚かれたんですね。

　この聞き返しが効果的かどうか判断できない場合は、先ほど現状維持トークの対処法のところでも述べた「戦略的な方法（P.147〜149）を使ってください。クライエントの自己決定を尊重する、リフレーミングを促す、同意しつつリフレーミングを促す、などです。

※医＝医療者　ク＝クライエント

ク：
家でこんなケアをしたくありません。

医：
もちろん、決めるのはあなたです。
自分がしたくないことを
する必要はありませんよ。
（自己決定を尊重）

ク：
私はこのセルフケアがすべて必要だとは思いません。

医：
このセルフケアをしなかった場合の結果を
考えたことはありますか？
（リフレーミングを促す）

第16章 現状維持の発言と反発に対処する

ク：
私の家族はみんな、歯が抜けました。私は違うなんて思えるはずがないでしょう？

医：
あなたは、家族と自分が同じ運命だと思っていらっしゃるんですね。
歯がなかったらどんな感じになるか、考えたことはありますか？
（同意＋リフレーミング）

② 謝る

「間違ったことをしたら、それを認めてください。そうでないと問題はもっと深刻になります」。昔あるテレビ番組のセリフ[※2]がとても有名になったことがありますが、その通りです。誤りを認めることで、あなたは敵対的な立場から協力的な立場に変わります。

※2 1950年代のテレビドラマ『Leave it to Beave』、主人公のワード・クリーバーのセリフのこと。

「あなたが言おうとしていることを、私は理解していませんでした」

「私はときどき、人が言おうとしていることをちゃんと注意して聞いていないことがあるんです」

「申し訳ありません。あなたの話を聞くべきだったのに」

「私の言ったことはまったく的外れでしたね」

「あなたを侮辱してしまったのなら、申し訳ありません。そんなつもりはなかったのです」

③ 視点を移す

最後の方法は、対立の引き金になるような発言から視点をそらし、本来の問題のほうに集中する言い方です。

※医＝医療者　ク＝クライアント

ク：
私が自分の健康に気をつけなかったから、あなたは非難しているのですか？

医：
とんでもありません。
このことが将来、何か問題を引き起こすのではないかと心配しているのです。

ク:
> 私は歯医者が本当にキライです！

:医
> 私がキライだとおっしゃるのですね。
> 別の見方もあります。
> 以前ある患者さんは、歯医者のことは好きで、
> 歯医者がする処置がイヤなだけだとおっしゃいました。
> あなたはどうですか？

　以上に述べてきた様々な対話例は、コミュニケーションがうまくいかない、変化のほうへなかなか向かないクライエントに対処する方法のごく一部です。**何より大切なのは、相手を理解し、尊重し、思いやりを持つこと。クライエントの考えや選択を尊重してください。彼らの側に立ち、彼らをあるがまま受け入れてください。**防御的にさせるような発言は避けなければなりません。そうした発言をしてしまった場合は、これまでに述べた方法を使って墓穴から抜け出してください。

　また、うまくいかないという状況は、あなた自身にも関係があります。ストレスを感じているときや疲れているとき、働き過ぎたとき、生活のバランスが崩れているとき、家庭や職場で問題を抱えているとき。それらはすべて、クライエントから反発を受ける原因になります。心に余裕のないときはMIのスキルを忘れて以前の習慣に戻ってしまい、専門家として相手を非難したり、正そうとしてしまったりするからです。その結果、クライエントの反発を引き起こしてしまうのです。まるで鏡のように、あなたの状況がそのままクライエントから跳ね返ってくるということです。こういうときは無理をせず、まずは生活のバランスを取り戻しましょう。その方法については後述します（第6部参照）。

　あなた自身の経験を活かし、クライエントのことも理解してください。誰でも調子が悪いときには相手に対して対立感情を抱くものです。クライエントとあなた自身を両方許すこと、それが良い関係を築くことにつながるでしょう。

第16章 現状維持の発言と反発に対処する

> クライエントとの新しいコミュニケーションを、
> 「まるで綱渡りみたいに難しい！」
> と感じることがあるかもしれません。
> でもMIは、古いコミュニケーション方法を
> 脱却するのに役立ちます。
> MIを使っていくうちに、クライエントとの出会いを
> 新しい挑戦だと考えられるようになります。
> 「これは今までの古い関係性を変えるための絶好の機会だ！」と。
> そしてこの挑戦を恐れることなく、
> 楽しめるようになるでしょう。
> 実際、現状維持トークや反発にうまく対処すれば、
> 口腔ケアの習慣を良い方向に
> 変えることができるのですから！

第 17 章
希望と自信を引き出す

| keyword | コンフィデンス・トーク |

「自分の行動を変えることについて、どのくらい自信を持っているか」。その度合いを示すクライエントの発言。この発言を引き出して強化することが、実際の行動につながる。

※1 Arthur Combs(2006) "In Search of Fulfillment". Novato, CA : Freeperson Press

「人はみな、個人的な充足感を常に追い求め、このニーズを他のあらゆる生き物と共有しようとする」

これは、心理学者のアーサー・コームズが自叙伝『In Search of Fulfillment※1』の冒頭で述べている言葉です。歯科医院には、この「個人的な充足感」のため、疾患の解決や健康の改善を求めて人々が訪れます。そして歯科医療者が自分の職業として歯科を選ぶのも、「個人的な充足感」の追求です。1日の終わり、またはキャリアの終わりに、「私は人々を健康にするのに役立った」と満足し「働いた甲斐があった」と感じたいのです。

しかしこの追求の道が阻まれたり、存在しなかったり、逸れたりするように思えることがあります。クライエントが歯の健康以外のことを優先する場合や、あなたの話に興味を示さない場合などがそうです。歯科医療者は、クライエントのアンビバレンスを解決し、そうした障害を取り除いていくという挑戦をしなければなりません。でも実は、すべきことはそれだけではありません。口腔内の状態に失望し、落胆しているクライエントに"希望と自信を与えること"もまた、重要な使命の1つです。

というのも、人はどんなに行動を変えたいと思っても、自信や希望がなければ実際に動くことができないからです。希望とは「変えることができると信じること」。自信と

は「変えることができると知っていること」です。**クライアントを健康行動へと導くには、失望している人に希望を感じさせ、その希望を自信に変えさせる必要があるのです。**

ところがこの重要な使命を、歯科医療者はずっと無視してきました。そのせいで、問題の解決方法を提示してもなかなか受け入れてもらえません。クライアントは様々な理由を挙げて、実行できないと考えます。自信がないから変わろうと思わないのです。バークレーは「本人が気づいていないニーズに対して解決方法を示してもムダだ」と言いましたが、私はもう1つ付け加えたいと思います。「**行動を変える自信をクライアントが持っていないのに解決方法を示してもムダだ**」と。

ミラーとロルニックによれば、人は自信のなさから不安やあきらめの感情を抱き、その感情を軽減するために拒否したり、回避したり、問題を最小化たりするのだといいます。MIをうまく使えば、行動を変える重要性だけでなく、行動を変えるための自信もまた、彼らの中に呼び起こすことができるでしょう。

■ 変化の重要度と自信度の関係[※2]

クライアントが感じている変化の重要度と、その変化を達成する自信度の関係は、次の4通りのパターンで表すことができます。

パターン1:高―高
行動を変えることはとても重要だと考えていて、
変えることができると思っている

パターン2:低―高
行動を変えることを重要だと考えていないが、
変えることはできると思っている

パターン3:高―低
行動を変えることは重要だと考えているが、
変えることができるとは思っていない

パターン4:低―低
行動を変えることは重要だと考えていないし、
変えることができるとも思っていない

※2 パンキーも、患者を4つのクラスに分けている。デンタルIQが高く支払い能力も高いクラス1から、デンタルIQも治療費の支払い能力も低いクラス4まで。MIでの対比はこれとよく似ている。

どのパターンに当てはまるかによって、支援の難易度は異なります。パターン1の「高―高」の場合、クライエントはすでにこちらの望む状態になっているので簡単です。おそらくは「関わる」と「肯定する」を行なった後、すぐに「計画する」の段階に進むことができるでしょう。

2つ目の「低―高」パターンの場合、自信はあっても変化の必要性や重要性をわかっていないため、より複雑になります[※3]。本人が気づいていないニーズを知らせるのは難しいのです。歯科医療者だけでなく、教師や内科医、セラピスト、カウンセラーたちも皆、この難しさを経験しています。「人々が変わるのを手助けする」MIは、このパターンの人たちをメインの対象にしています。

3つめの「高―低」パターンは、歯科の支援者にとってもっとも難しいと言えるでしょう。クライエントは変化の必要性をよくわかっていますが、変わる自信がありません。本章で述べる大半は、まさにこうした状況の人を手助けする方法についてです。

4つめの「低―低」パターンは、もっとも悩ましく難しい状況です。クライエントは変化を重要だと思ってもいなければ、変えることができるとも思っていません。もしくは、変えたいとすら思っていません。その理由が自信のなさにあるならMIは役に立ちますが、ただ変化に関心がない・望んでいないだけならMIも役に立たないでしょう。

自信を強化する

「行動を変えることができる」という自信は「自己効力感」と呼ばれ、行動を大きく左右します。**MIはクライエントの自己効力感にポジティブな影響を与えることができます。自信は外から与えるものではなく、引き出し、呼び覚ますもの。そしてそれを強化することが、クライエントを行動へと導くための重要なプロセスです。**これまでに味わった失望やトラウマへの対処法だとも言えるでしょう。早春の暖かい陽の光を受けたように、希望と自信がクライエントの中で芽を出すのです。

■「コンフィデンス・トーク」を引き出す方法

① OARSを使って対話する

コンフィデンス・トークとは、自信の度合いを表すクライエントの発言です。第13章で説明した「準備段階のチェンジトーク（願望、能力、理由、必要性）」を思い出してください。これらを引き出す方法は、そのままコンフィデンス・トークを引き出すときにも応用できます。とくに、2番目の「能力」に関する発言を引き出す方法が有効です。

質問例をいくつか挙げてみます（この後に「聞き返し」を続けることを忘れないで

[※3] ミラーの研究やアルコール依存患者に対するアプローチはこのパターンを対象にして始まった。

ください)。

「どうすれば実行できるか、考えたことがありますか?」
「私よりも、あなたの方が自分のことをよくわかっていらっしゃいます。どうすればうまく変えることができると思いますか? 何が障害だと思いますか?」
「行動を変えることができるという自信を得るために、どんなことをしましたか?」
「どうすれば始めることができると思いますか?」
「成功したとしたら、それは何を実行できたからだと思いますか?」
「実行するにはどうすればいいと思いますか?」

　具体的な会話例を見てみましょう。下線部が、自信の度合いを示すコンフィデンス・トークです。

※医＝医療者　ク＝クライエント

ク：
> クリーニングをしてもらうたび、歯科衛生士さんが同じ説教をするんです。私は歯や歯ぐきをいい状態に維持しようと精一杯努力しているのに、やる気をなくしてウンザリしちゃいますよ。

医：
> 同じことを何度も言うのは、壊れたレコードみたいですね。それでやる気をなくしてウンザリしていらっしゃるのですね。

ク：
> はい。もう、どうせダメだと感じるので、来るのをやめようかと思っています。

医：
> 歯科医院に来るのが怖くなっているんですね。

ク：
> そうです。

医：
> 来院されたときは毎回、歯と歯ぐきのケアを行なっています。次の来院までのあいだ、お家ではどんなことをしているか話していただけますか?

ク： そうですね。
毎日歯を磨き、だいたいはフロスも使っています。

医： 私よりもあなたのほうが自分のことを
わかっていらっしゃいますが、
歯や歯ぐきが健康でないのはなぜだと思いますか？

ク： まぁ考えてみれば、毎朝出勤前は慌ただしくて
完全にキレイにできているかはわからないですね。

医： それを改善するためのアイデアはありますか？

ク： うーん……。
そういえば、歯ブラシを3ヶ月ごとに交換するよう
歯科衛生士さんに言われたのを思い出しました。
使っている歯ブラシはいつ交換したものか、
覚えていないくらい前です。

歯科衛生士さんは電動歯ブラシを勧めてくれましたから、
買って使ってみてもいいですね。
それから、歯周病に効果のある歯磨き粉も勧められました。
これも使えます。

医： それはいい方法ですね。
ご存知の通り私は歯の専門家ですが、
やっていることはほぼあなたと一緒なんですよ。
唾に血が混じっていたら
ちょっと禁酒しなくちゃいけない、
というのも一緒です。

ク： この方法を実行できれば
望みがありますか？

医： 何をすべきか、あなたはわかっていらっしゃるようです。
問題は実行するかどうかです。
どう思いますか？

ク：
> もっと丁寧に歯を磨いたり
> フロスを使ったりしなければと思います。
> それから、電動歯ブラシを使って丁寧にケアすることも。
> こうやって話していて、
> 今まで何をしていなかったかわかりました。

医：
> どうすれば実行できると思いますか？

ク：
> 勧めてもらった電動歯ブラシと歯磨き粉を
> 買おうと思います。
> それから、歯を磨いたりフロスを使ったりするときには
> 集中してやるのも大事だと思います。
> 他にも何か、使ったほうがいいものがありますか？
> <u>これならやれると思います。</u>

　クライエントが口腔ケアのやる気をなくしているとき、あなたはどんなふうに対話していますか？　ぜひこのシナリオと比較してみてください。**大切なのは「できる」「できると思う」「可能」「実行できる」など、自分の自信や能力についての発言を引き出すこと。そして、「聞き返し」や「オープン・クエスチョン」を使って発言を強化し、実践に近づけていくことを覚えておいてください。**

② 自信について10段階の評価を促す

　コンフィデンス・トークを引き出すために、1から10段階の質問を使うこともできます。

> ● 「実行できる自信がどれくらいあるか、
> 　10を最高とする1から10段階で評価してみてください」

続けてフォローアップの質問を行ないます。

> ● 「なぜ7で、10ではないのでしょうか？」
> ● 「どうしたら、7が10になると思いますか？」
> ● 「私が何をしたら、7が10になるでしょうか？」

もちろん、クライエントの挙げる数字に応じて、自信の発言を引き出せるよう言葉を変えてください。

② 情報提供、助言を行なう

クライエントがあなたの助言を必要とし、求めている場合は少なくありません。**やはりあなたは、相手にとって「専門家」なのです。歯科医療者の役割はあくまでも手助けであることを伝えていても、この傾向は多く見られます。**情報やアドバイスを提供することは、何も間違ったことではありません。歯科専門家としての指導の1つです。ただし、許可を得ることが大切です。第12章のEPEを思い出してください。

クライエントのほうから情報や助言を求めてくる場合は、すでに許可が与えられているということ。**複数の手段や別の選択肢を提供してください。**また、先に「**あなたには何かアイデアがありますか?**」**と尋ねるのも良い方法です。**いずれの場合も、希望や自信を示す発言を引き出すように行なってください[※4]。

③ 強みを見つけて肯定する

第8章でも述べたように、「肯定」はMIの効果的な応答方法の1つです。本人が気づいていない強みや能力を見つけられるよう手助けすることで、希望や自尊心、自信が生まれます。

クライエントの中には、自己肯定を嫌がったり自分の強みを見つけようとしなかったりする人もいます。そういう人には、ミラーが開発した「行動を変えることができる人100の特徴」が役立ちます。リストを見せてこう言います。

> ●「これは、人々が持っている長所のリストです。
> この中からあなたに当てはまるものに丸をつけてください」

次に「オープン・クエスチョン」と「聞き返し」を行ない、その長所が健康のための行動変化にも関係があるのだと理解できるようにしてください。

※4 助言については気をつけるべき点がある。P.95、96ページを参照。

第17章 希望と自信を引き出す

行動を変えることができる人　100の特徴　　　2004年、ウィリアム・ミラー作成

愛嬌がある	感受性が強い	効力を持つ	優れた能力がある	粘り強い
愛情深い	関心が高い	こだわりがある	成熟している	パワフル
愛情豊か	寛大	細やか	精力的	ひたむき
明るい	気が利く	根気強い	責任感がある	分別がある
安定している	几帳面	根性がある	先見の明がある	冒険好き
イキイキしている	きちんとしている	才覚がある	想像力が豊か	朗らか
勢いがある	希望に満ちている	察しが速い	大胆	ポジティブ
意志が強い	器用	幸せ	タフ	前向き
裏表がない	許容範囲が広い	自信に溢れている	頼りがいがある	まじめ
エネルギッシュ	勤勉	実行力がある	頼りにされる	物知り
オープン	クリエイティブ	自発的	知恵がある	野心的
穏やか	敬虔(けいけん)	自分の意見がある	知的	勇敢
思いやりがある	経験豊富	自由	注意深い	勇気がある
趣がある	決断力がある	従順	忠誠心がある	有能
隠しだてがない	欠点がない	集中力がある	強い	ユニーク
確信に満ちている	健康的	柔軟性がある	適応力がある	用心深い
賢い	堅実	将来を見通せる	度胸がある	楽観的
活発	献身的	信じやすい	独創的	理解が早い
我慢強い	賢明	信心深い	熱意がある	理解力がある
感謝の心がある	肯定的	信頼を寄せられる	熱心	立派

④ 過去の成功を振り返るよう促す

過去の成功を振り返るよう促し、秘めた希望と自信に気づくよう手助けする方法もあります。

> - 「最初はできるかどうか疑問だったけれど、結果的にうまくいった。
>   そういうときのことを覚えていますか?
>   うまくいった理由は何だったでしょうか?
>   それを表現するとしたら、どんな言葉を使いますか?」

　この場合も、クライエントが問題解決に使ったスキルや自分の強みについて発言したときには、その発言にしっかり耳を傾けて肯定し、聞き返しを行なってください。

> - 「すごく達成感があったでしょうね!
>   それが今どんなふうに役立っているか、詳しく話してくださいますか?」
> - 「なぜそうしたのですか?」
> - 「問題を解決するために、ずいぶん大きなハードルを越えたんですね」
> - 「達成できた理由は何だと思いますか?
>   それは今、この問題を解決するのにも役立ちそうですか?」

　これにより、クライエントは尻込みしそうな難しい問題に対しても、解決する自信を得ることができます。

⑤ 解決方法を自由に挙げるよう促す

　問題解決の方法をできるだけ自由な発想で挙げるよう促します。これは「ブレインストーミング」といって、効果が実証されている方法です。「もし〜したらどうする?」あるいは「それはうまくいかないだろう」などと言わず、批判や制限をせず、できるだけたくさんのアイデアを出せるよう手助けしてください。行き詰まったときだけ提案を行ないます。アイデアのリストを作成した後、次のように尋ねてください。

> - 「これらのうち、今回の状況ではどれが有効だと思いますか?」

　MIのブレインストーミングの目的は、「実行できる」という希望と自信をクライエン

トから引き出すことです。

⑥「失敗」の見方を変えるよう促す

前述のプロセスを使ってもクライエントが前に進まないときは、「失敗についての考え方を捉え直してもらう」という手もあります。**ミラーとロルニックは「失敗とは試すこと。つまり問題解決のステップだ」と言っています**。また、フェイスブックのCEOマーク・ザッカーバーグも「**成功の秘訣は何度も失敗することだ**」と言っています。「**成功と失敗の差は、もうあと少しやってみるかどうかだ！**」と。これが、過去の失敗で自信を失っているクライエントに役に立つメッセージとなるかもしれません。

人は成功するまでに何回も失敗することを強調してください。

- 「ここで役立ちそうな経験を、過去にしたことはありますか？」
- 「このことについて、以前に考えたことはありますか？」

とはいえ、"むやみに"前向きな思考だとかえって失敗を繰り返させる原因になることがあります。使うときは細心の注意を払い、クライエントの反応を確かめてください。この人には通用しないと感じたら、「聞き返し」と「チェンジトークを引き出す方法」に戻ってください。

⑦ 仮説をたてるよう促す

もう1つ、クライエントに希望や自信がなく、前に進めないように見えるときの対処法があります。「もし〜したとしたらどうなるか」という質問をする方法です。

- 「あなたが成功した場合はどうでしょう。どんなふうに思えるでしょうか」
- 「一番の障害を取り除くことができたとしたら、あなたは自信を持てるでしょうか」
- 「魔法の杖があったら、何を変えますか？」

また、過去や現在ではなく1カ月、1年、5年先の自分に宛てた手紙を書くのも効果的です。

> ●「未来のあなたから今のあなたに手紙を書いてください。
> 　イマジネーションを使って、この問題がなかった場合の将来を
> 　自由に思い描いてください。今の状況の何を変えますか?
> 　何をなくし、何を追加しますか?
> 　あなたが専門家や指導者になってください。
> 　どんな励ましの言葉をかけますか?」

　MIで大切にしているのは、「人は自分自身の最良のコンサルタントである」という考えです。実際にクライエントを彼ら自身のコンサルタントとして雇うという実演方法もあります。

> ●「あなたを、あなた自身のコンサルタントに雇いたいと思います。
> 　クライエントではなく、カウンセラーの役割を演じてもらえますか?
> 　自分自身に対してどんな質問をしますか?
> 　どんな提案やアドバイスをしますか?」

　以上が、クライエントとあなたが前に進めない状況から抜け出す方法です。クライエントの疑いや苦悩を取り払い、変化を達成するための希望と自信を持てるよう導いてください。

コンフィデンス・トークを強化する
　クライエントが、行動を変えることについて自信を持っているかどうかがわかるような発言をしたとき。また、変わるためのアイデアを口にしたとき。それにうまく応答して、この発言が実行に近づくようにしてください。ここでも「オープン・クエスチョン」「肯定」「聞き返し」「要約」のスキルを使います。

- 「オープン・クエスチョン」で、詳細や例を話すよう求める
- 「肯定」で、クライエントの強みや能力を引き出す
- 「聞き返し」で、クライエントの自信の発言に応える
- 「要約」で、クライエントが変化に自信を持っている理由をまとめる

　いつものことですが、「聞き返し」はMI全体を通じて必要な基本的スキルです。パラボラアンテナのように注意深く敏感に反応してください。発言を聞き返すときは、クライエントが自分自身の変化の理由を明確にできるよう行ないます。要約するときには、行動を変えることに対する自信や希望を肯定するようにしましょう。

　また、**「行動を変えることができる」という自信の発言が現れたら、あえて罠や地雷を示し、答えを促してください。**
　クライエントはどう乗り越えればいいかを自分で考えて答えを出します。さらなる自信をつけることができるでしょう。

- 「～の場合はどうしますか？」
- 「もし～だったら、どうしますか？」
- 「すべてが失敗したら、どうしますか？」

> 障害しか見えていなかったクライエントが、
> 希望と自信を見つける。
> その手助けをするのは、
> 歯科医療者としての最大の喜びの1つです。
> 1日の終わりに、「よく働いた。働いた甲斐があった」
> と感じることができます。
> クライエントの内部にある希望や自信を引き出せたときほど、
> この満足感は大きくなるでしょう。
> 本章で説明したMIは、
> あなたが診療のやりがいを感じる
> ツールとスキルでもあるのです。

第17章 希望と自信を引き出す

第 18 章
自己矛盾に気づかせる

　口腔の健康にまったく興味がないように見える人や、行動を変えることにいつまでもアンビバレンスを抱えている人、あるいは行動を変えることに関心がない人。この章では、私たち歯科医療者にとってちょっと難しいクライエントと向き合う際に、MIがどのように役立つのかを考えます。

　歯科医院には、本人にとっても歯科医療者から見ても、明らかに深刻な疾患を抱えた人がやってきます。ひどいカリエスと歯周病が一般的です。痛みや不快感、出血、口臭、欠損歯、齲窩、動揺、歯肉退縮の他、うまく噛めない、歯がひどく変色している、変形しているなどの症状があったりします。しかし、彼らは見たところ一切気に留めていません。この場合は、いくつかの可能性が考えられます。

　まず、問題が多すぎて動けないのかもしれません。恐れ、不安、金銭上の心配、歯に関する苦い経験、歯科医院についての怖い噂話などが原因となっている可能性もあります。2つ目はまったく逆です。問題を深刻だと考えていないため、何もしないのです。3つ目は性格的に意固地な場合です。彼らは誰かが言うこと、とくに権威ある人が言うことと逆のことをしたがります。4つ目は第17章で触れたように自信がない場合です。彼らには「変えることができる」という自己効力感、希望、自信がありません。そして5つ目はもっとも悩ましいケースですが、不思議なことに彼らは本当に気にして

いません。MIを使ってもあなたが最善の努力をしても、彼らは何もしようとしません。

　4つ目までの状況にあるクライエントに対して、**MIでは自分自身の矛盾に気づかせることが有効だと考えます。"自分が大切にしている価値観や目標と、実際の行動が一致していない"。そのことに気づきさえすれば、人は変化に向けて解決方法を探すようになるからです。**

　しかし5つ目のケースのように、「健康のために今の行動を変えるべきだ」ということを自分の価値観や目標として捉えていない人の場合は、MIを使っても変化を促すことはできません。MIはクライエントの意志や自己決定を尊重しており、その人の価値観を無視することは決してしないからです。

■ クライエントと共に、矛盾の分析をする

　心理学者のロジャーズは「変化の第一歩は自分を受け入れることだ」と言っていますが、MIも同じ考えです。クライエントが自分自身を受け入れ、目標と行動が一致していない事実を認めることで初めて、変化の可能性が出てきます。

　では、クライエントが自身の矛盾を分析できる状況をつくるには、どうしたらいいのでしょうか。

　まずは、あなたがクライエントを受け入れることが重要です。「受け入れる」とは、心から相手の考えに共感し、無条件に肯定すること。たんなる賛成や同意とは異なります。「クライエントが変化について前向きに考えるとしたらどんな理由があるか」を検討してください。矛盾の分析は、責めたり対決したりすることではなく、どうしたら変わることができるかをクライエントと一緒に考える作業です。

■ 情報を交換する

　相手が変化に興味を持っていない場合は、説得や説教、教育や説き伏せは無益です。「正したくなる反射」がクライエントの「抵抗したくなる反射」を引き起こしてしまうことはすでに述べました。**矛盾を一緒に分析するには、クライエントがすでに持っている情報を引き出すのが効果的です。**

　どんな情報を持っているかを尋ねる場合、あなたはクライエントの考えを尊重していることになります。それが彼らに伝わり、たいてい好意的な反応が返ってきます。

チェンジトークが増えるでしょう。あなたの応答に皮肉や嫌みがないよう注意してください。

クライアントが知っている情報を引き出した後、あなたの持っている情報を伝えるときには、第12章でご紹介したEPE(情報を引き出す／与える／引き出す)の説明を思い出してください[※1]。**最初に「情報提供の許可を得ること」が重要です。**

まずは次のように尋ねます。

> ● 「こうした状況に役立ちそうな情報があります。お話してもいいですか?」
> ● 「あなたに役立ちそうな情報があります。聞いてくださいますか?」

あるいは、次のような前置きも有効です。

> ● 「あなたに当てはまるかどうかわかりませんが」
> ● 「役に立ったという人がいるのですが」

情報を提供したら、相手の反応を確かめます。

> ● 「どう思いますか?」
> ● 「あなたに当てはまりますか?」

心理学者のアーサー・コームズは、効果的なフィードバックのガイドラインを示しています。

※1 EPEの情報提供とフィードバックを使ったところ、アルコール依存症患者のチェンジトークが22倍に増え、抵抗が半減したという研究結果がある。

1. すぐに、その場で行なうこと
2. その人に関わる情報であること
3. 脅すのではなく、挑戦を促すような情報であること
4. その人の課題に関わる情報であること
5. 次のステップへの方向性を示すこと

■ 価値観と目標を探る

　目標と実際の行動が一致していないときは、クライエントが何を望んでいるかを改めて探る必要があります。第14章で、クライエントの価値観と目標を探ることによって信頼関係がより強くなること、そしてチェンジトークが増えることを説明しましたが、矛盾が存在するときも同じです。クライエントの人生の目標と価値観を探ることで、しっかりと関係性を築くことができます。クライエントがどんな言葉を発するか、注意深く耳を傾けてください。
　まず、クライエントが価値観と目標を明確にできるよう手助けします。

- 「この目標は、どうやって決めたのですか?」
- 「この目標を、生活の中でどんなふうに実践していますか?」
- 「なぜ、それが重要なのですか?」
- 「それがどんなふうに重要か、例を挙げてみてくださいますか?」

- 「今の歯と歯ぐきの状態は、あなたの価値観や目標とどのように一致しますか?」
- 「お口を健康にすること、もしくは何もしないことは、あなたの目標の達成に役立つと思いますか?」

あくまでも「あなたの話を聞いていますよ」という姿勢を崩してはいけません。**矛盾を先に指摘せず、クライエントが自分で見つけられるまで待ってください**。私は実際にやってみて、このプロセスが非常に役立つことを実感しました。

■ 自己決定を尊重する

　私が歯科医師として「そうか！」と納得し、開放感を味わった気づきの1つは、「健康に対する責任はクライエント自身にある」ということです。歯科医療者がどんなにうまくMIを使っても、様々な努力をしても、本人が変わろうしない場合があります。そのときは彼らの自己決定を尊重し、去るのを止めてはいけません。そして、再度助けを求めて来たときのために扉を開いたままにしておきます。

> ●「今は関心がないようですね。
> 　でも将来、助けが必要になった場合はいつでもいらしてくださいね」

　また彼らが去るのを見送る際には、こんなふうに声をかけます。

> ●「あなたの考えを尊重します。私の目標は、来院された方のお口が
> 　健康な状態になるよう手助けすることで、
> 　私にとってはそれがとても重要なんです。
> 　今後もし歯を本当に健康な状態にしたいと思ったら、
> 　またいつでもいらしてくださいね」

　価値観が大きく異なるクライエントの対応は、もっとも難しいものです。解決方法はありません。ただ幸いなことに私の場合、こうした状況はめったに起こりませんでした。去るのを止めずにいると、彼らはたいてい私のもとに留まることを選択してくれたのです。

第 18 章 自己矛盾に気づかせる

Take a Break 3

■ クライエントに何も働きかけない、という選択

　第10章で、MIはクライエントに「追従する」のではなく「指示する」のでもなく、その中間の立場をとる、ということをお伝えしました。「ガイドする」という立場です。ガイドとは、クライエントの意志を尊重しつつ、健康につながる行動の大切さに気づかせ、行動へと確実に導いていくこと。積極的な働きかけです。

　でも実は、"あくまでも中立的な立場を保ち、積極的な働きかけをしない"という選択肢もあります。何をすべきか、歯科医療者が意見を持っていない場合。あるいは歯科医療者が「絶対に中立でいよう」という強い信念を持っている場合です。

クライエントに伝える

　もしあなたが中立的な立場を貫くというスタンスをとるなら、クライエントにその旨を伝える必要があります。なぜなら、「変わる」「変わらない」のアンビバレンスの状態は苦痛なものであり、そのうえあなたに「見捨てられる」と感じれば、ストレスは倍増してしまうからです。あなたが意図的に自分のスタンスを伝えておくことで、クライエントの不安を和らげることができるのです。

　以下の4つを伝えることがポイントです。

① アンビバレンスの解決をあなたが見守っていること

② クライエントが自分で決心するまで、
　あなたが意図的に中立の立場を守ること

③ アンビバレンスの状態が続くと気持ちが落ち込み、
　なかなかこの状態から抜け出せなくなる人がいること

④ クライエントが自らアンビバレンスの苦痛から抜け出し、
　自ら決意し、自ら選んだ方向に進めるよう手助けしたいと思っていること

不用意な誘導を避ける

　ストレスは、中立の立場をとるあなたにもたまるでしょう。相手を尊重しようと思っても、つい「正しい道を教えなければ！」という気持ちが顔を出すのです。気を抜くとすぐに指示の罠に陥り、いらだって中立の態度を捨ててしまう可能性もあります。「私はあなたが自分で解決できると知っているので、何か意見しようとは思っていません

よ」と言いつつ、「でも、あなたに役立ちそうな情報がいくつかあるんです。興味ありますか？」と前のめりになってしまうのです。

つい中立の立場を離れてしまったときは、「うっかり、あなたに代わって問題を解決しようとしてしまいました」と言って元の態度に戻るしかありません。

アンビバレンスを明確にするのを手伝う

中立的な立場はMIのスタンスとは少し違いますが、MIのスキルを使ってアンビバレンスの整理を手伝うことは可能です。

紙の真ん中に1本の線を引き、左側に「行動を変えたくない理由」、右側に「変える理由」と記入してください。クライエントに聞きながら書き出します。それが完了したら、彼らの発言を要約します。クライエントは自分のアンビバレンスを明確にでき、変化のほうに向かって決断することができます。

精神的なサポートをする

中立的な立場でいるというのは、黙って見ていることではありません。精神的なサポートは重要です。**「何をすべきか自分で決めるのに、ストレスや不安を感じるのは普通だ」**ということを伝えましょう。アンビバレンスの状態よりも決めることのほうが苦痛だと思う人もいます。こうした人に対しても同じように対応してください。

クライエントが答えを求めてきたら？

アンビバレンスの不安や苦痛から抜け出したくて、クライエントがあなたに答えを要求することもあります。「あなたなら、どうしますか？」と。**しかしあなたが正当な理由で中立のスタンスを選んだのだとしたら、態度を変えてはいけません。クライエントの苦痛を認め、それが普通だと伝えてください。また左ページの4つのポイントを改めて伝えてください。**「苦痛から救いたい」という気持ちが強い場合は、この態度は難しいかもしれません。でも私の知っているある歯科医師は、中立の立場を約束していたのにうっかり答えを出してしまい、クライエントにこう言われたそうです。

「あなたは私に指示しましたね。残念ですがあなたは信用できません！」

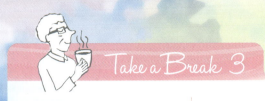

アンビバレンスが続いたら？

　中立の立場で対話をした場合、結果は様々です。一番良いのは、クライエントがアンビバレンスを解決し、決断をし、結果に満足して喜ぶこと。あなたは中立的な立場を貫いたヒーローであり、クライエントは自ら苦境を切り抜けたヒーローです。もう1つは、クライエントがまだ決断していなくても、さしあたり満足している状況。そしてもう1つは、アンビバレンスがまだ続いていて、不安を感じている状況です。

　その場合は、次のような肯定の言葉がけが役立ちます。

「あなたがどんな選択をしても私は支持しますよ」
「そのうちこの問題を乗り越えて、良い選択ができるはずです」

　こうした言葉はアンビバレンスの不安を取り除き、すぐに決断しなければならないというプレッシャーからクライエントを解放します。

　このように、積極的な働きかけをせずに中立の立場を選ぶことは可能です。クライエントの人柄や状況をよく見たうえでそのほうが効果的だと感じたときには、ぜひトライしてみてください。ただし、何もしないわけでも、責任がないということでもありません。クライエントのため、すべきことは必ずあるということを覚えておきましょう。

第5部

MIのプロセス4：計画する

「計画する」は、"何をするか"を具体的に決めるプロセス。クライエントが実行可能な計画を立てられるよう、対話を通じてサポートします。

第19章　計画に向かう準備

第20章　計画を立てる

第21章　計画を実行する意欲を強化する

第22章　行動変容をサポートし続ける

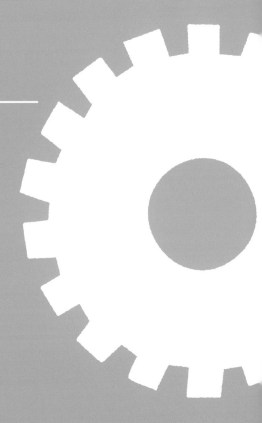

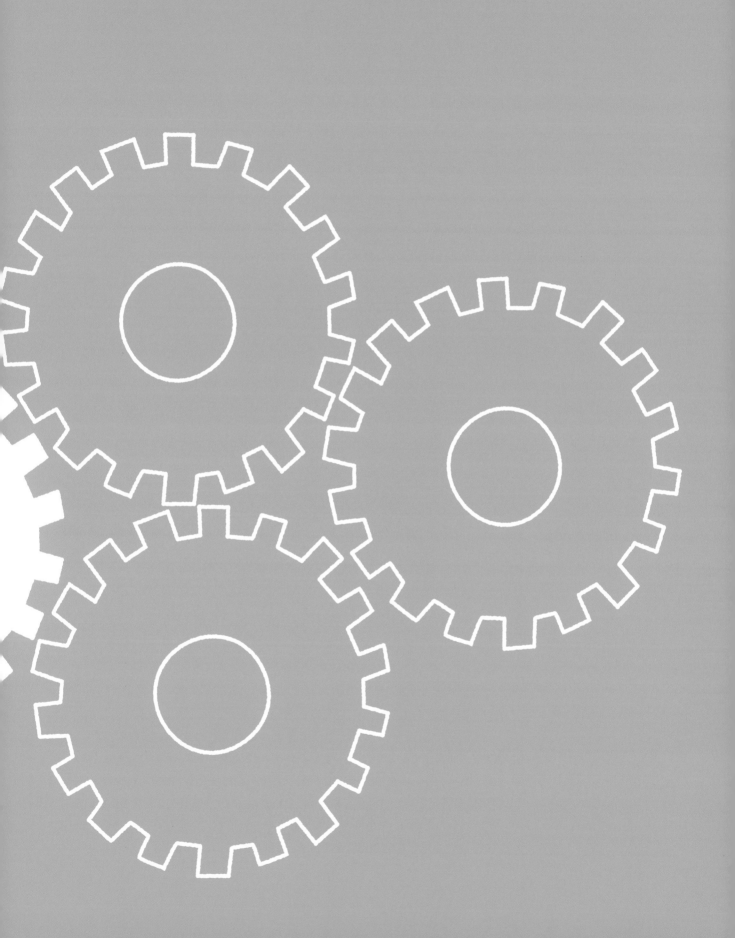

第 19 章
計画に向かう準備

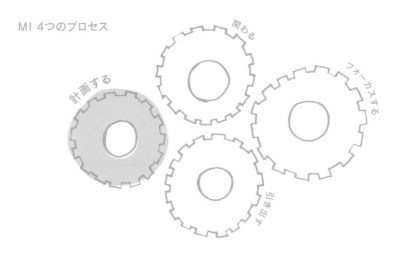

MI 4つのプロセス

　ここまでずいぶん長くMIの島々を旅してきましたが、やっと「計画する」のところにたどり着きました。
　「計画を立てる」というのは、歯科医療者の得意分野です。計画作成に関する実用書がたくさん出ていますし、コンピューターソフトもあります。また、専門家に手伝ってもらうという手もあるでしょう。多くの人は、こうした計画作成のシステムと自分の専門知識を使ってクライエントを動かそうとします。また、「自分のことをこんなに気にかけてくれるのだから、先生や歯科衛生士さんの気持ちに応えなくては」というクライエント特有の心理[※1]を無意識に利用して、行動してもらおうとします。

※1 この現象は、「ホーソン効果」と呼ばれている。アメリカ・イリノイ州ホーソンにあった電気機器の製造工場で、労働者の作業効率を上げるための調査を行なったところ、「もっとも効果があるのは工場内の環境改善ではなく、周りの人や上司がその労働者に対して関心を示すこと」という結果が出た。人は、自分を見てくれている人・期待をかけてくれる人の気持ちに応えようとする傾向があるということを示している。

しかし、MIは別の見方をします。

「行動を変える計画」は、クライエントが自分で作成するもの。そして歯科医療者の役割は、クライエントの気持ちや知性、希望、不安、目標を引き出し、それらに向き合いながら計画作成を手助けすることです。外から指示を与えるのではありません。 この姿勢は、「関わる」「フォーカスする」「引き出す」のプロセスとまったく同じです。何をすべきかを知っていても、どんなに計画するのが得意でも、歯科医療者が決めてしまえば行動につながらないのです。そのことをまず念頭に置いておいてください。

■ 準備が整ったことに気づく

この章でお伝えするのは、具体的な計画を立てる前の段階について。そもそも行動を変える準備が整ったことはどのようにわかるのか、ということです。

多くの場合、「この人は準備ができたのだな」と"直感的に"わかります。直感は最初から備わっている能力ではなく、過去の経験によって得られるもの。私たちはこれまでに得た情報を瞬時に組み合わせて、理屈を超えた答えをパッと見つけ出すことができるのです。

次に述べる準備が整った兆候も、MIを実践しているうちに見分けられるようになります。どのタイミングで「引き出す」から「計画する」へ進めばいいか、自然とわかるようになるでしょう。

兆候① チェンジトーク（変わることへの前向きな発言）が増える

MIを使って対話をしていくうちに、「変わりたい」と「変わりたくない」のシーソーがついに「変わりたい」へと傾くタイミングがやってきます。すると**クライエントは「なぜ〜すべきなんだろう？」と考えたり「〜すべきかどうか」と迷ったりするのをやめ、「何をするか」「どんな方法でするか」を尋ね始めます。** チェンジトークの回数が増え、そのトーンも強まっていきます。**静観するような「そうですね、それはおもしろそうですね」から「そうしたい」に進み、「ぜひそうします」「いつでもできます」へと。** こうした発言の変化をしっかりとキャッチしてください。計画へと進む第一歩です。

まずは、弱いチェンジトークの例を挙げます。これは、第13章の「準備段階のチェンジトーク」にあたります。

- 「考えるかもしれません」
- 「おそらく、できると思います」
- 「たぶんやります」
- 「やってみます」
- 「やるつもりです」
- 「そう願います」

まだ少しアンビバレンスが残っていますが、行動を表明する言葉に近くなっています。変化に向かおうとしている良い兆候と考えてください。

次に、行動を変える心づもりができたときの強いチェンジトークの例です。これは、第13章の「移行段階のチェンジトーク」にあたります。

- 「そうするつもりです」
- 「絶対にそうします」
- 「何でもします」
- 「やるしかないですね」

弱いチェンジトークも強いチェンジトークも、どちらも良い兆候です。ただし、この言葉を聞いたからといって決断を急ぐようあおってはいけません。「たぶん、とはどういう意味ですか？」などと言えばすぐに対立が生じ、抵抗するような発言が返ってきます。セールスの言葉で言うなら「クロージングを急いではいけない」ということです。

兆候② "具体的な一歩"についての発言をする
変化に向けてすでに具体的な一歩を踏み出したことが、クライエントの発言からわかることがあります。それは、たとえどんなに小さな一歩でも注目に値します。聞き逃さずに支持し、認めてください。

※医＝医療者　ク＝クライアント

ク：先週、フロスを1回使いました。

医：それはすごい。どんな感じでしたか？

ク：あなたが勧めてくださった歯ブラシを買いました。

医：いいことですね！

　ここで「1回だけですか？　他の日は使わなかったのですか？」「もっと頑張れますね」などと返すのは良くありません。健康になるにはまだまだ遠くても、一歩を踏み出すのはとても貴重です。ポジティブに捉えてください。

兆候③　現状維持のトークが減る
　変化に向かう前向きなチェンジトークが増えると、現状維持の発言は減ります。たいていは反比例します。この変化に注意してください。どちらの量も同じぐらい、という場合はまだアンビバレンスの状態にあるということになります。

兆候④　決断した様子が感じ取れる
　クライアントが、変わることを"静かに"決断する場合もあります。話が止まったり感情に変化が現れたりと、とにかくそれまでとは何かが違います。**言葉ではないメッセージなので読み取るのは難しいですが、変化が起こり始めていることを感じ取ってください。**あるいは、**直感的に理解できることもあるでしょう。**決断を感じ取ったら、次のように聞き返してください。

- 「何かが変わったように見えます。すでに、決断したということですね」

兆候⑤ 行動を変えた後のことを想像している

「もし行動を変えたらどうなるだろう」とクライエントが想像したり考えたりするのも、良い兆候です。まだ準備段階にあるように思われるかもしれませんが、実はとても現実的です。

- 「毎朝、起きたときに顎が痛くなかったら、どんな気分になるでしょうね」
- 「このことで悩まずに済んだら、どんな感じなんでしょう」
- 「フロスするための時間は、どうやって見つければいいんだろう」
- 「それをするとしたら、いくらぐらいお金がかかるんだろう」

内容が肯定的でも否定的でも「この先、行動を変えたときのことを考えているのだな」と感じたら、それは良い兆候です。一緒に考えたり情報提供を行なったりしてください。

兆候⑥ 行動を変えることに関する質問が増える

変化についての質問は⑤の発言にも含まれますが、他にもあります。具体的な行動を想定したからこその具体的な質問です。

- 「それにはどれくらい時間がかかりますか?」
- 「何かいい情報がありますか?」
- 「手伝ってくださいますか?」
- 「本当に役立ちますか?」

①〜⑥はすべて、変化に向かう準備が整った兆候です。クライエントが変化を受け入れようとしていることを示しています。

■ 事前に確認する

　クライエントの変化の兆候を見つけたら、次は「何をしていくか」を具体的に話し合う段階に入ります。その際にまずしなければならないことがあります。計画をすぐに始めるのではなく、急ぎすぎではないか事前に確認するのです。

> - 「行動計画の作成を始めるときだと思いますか？」
> - 「実行する方法について、何か考えがおありですか？」
> - 「何をするか、考えたことはありますか？」

　そして、クライエントが話した内容を要約し、要点をまとめて返してください[※2]。批評するような態度や先入観、正したくなる反射を使うことがないようにしてください。「本当に計画する気がありますか？」などのクローズド・クエスチョンは禁物です。

　多くのクライエントにとって、変化についての自分の発言を客観的に聞くというのは初めての機会。変わりつつある自分の姿を知るのはうれしいものです。要約を通じて、あなたは彼らにすばらしい贈り物をすることになります。

■ 重要な質問をする

　事前確認を済ませたら、行動計画につながる質問を行ないます。重要ですが、とても簡単でシンプルです。

> - 「次はどうしますか？」
> - 「何ができると思いますか？」
> - 「何ができるか、または何をしたいか。どうお考えですか？」

※2 すべてのチェンジトークを覚えておくことができないときは、メモを取ると良い。ただし、メモを取ることに夢中になって良い兆候を見逃さないよう注意。

この段階では、「絶対に行なう」という意志表示を求めているわけではありません。あくまでも、その段階に達しているかどうかを確認することが狙いです。

"沈黙"も大切に

プロセスを通じて、あなたとクライエントは常に話をしています。
では、あなたが黙っているべきなのはいつでしょうか。
人は、相手の言ったことや自分が言うべきことを
考えているときには自然と沈黙するものです。
このとき、「何かを言わせなければ」「自分が何か言わなければ」
と焦らないでください。
沈黙には非常に強い力があります。
沈黙のタイミングについても、過去の経験から学んでください。
最初のうちは沈黙を埋めようとして
しゃべりすぎてしまうことがあるかもしれませんが、
だんだんとタイミングがわかるようになるでしょう。
言葉が途切れるとつい「相手の思考が止まっているのでは？」
と思ってしまいますが、そうした沈黙こそ大切にしてください。

第19章 計画に向かう準備

第 20 章
計画を立てる

> **keyword** 計画段階のチェンジトーク
>
> 「〜するつもり」「〜します」など、具体的な行動やその実行についてのクライエントの発言。

　クライエントの準備が整ったら、今度は具体的な行動計画に入ります。この章では、クライエントがしっかりと計画を固めていけるよう支援する方法をお伝えします。
　MIの研究では、医療者の「話し方」は話の中身と同じくらい重要だということがわかっています。あなたがうまく話せば話すほど、クライエントはより実行可能な計画を立てられるということです。

「計画する」プロセスのチェンジトーク

　この段階に来ると、クライエントは具体的な行動やその実行について発言するようになります。前章の、準備が整った兆候を示すチェンジトークよりもさらに一歩先に進んでいます。

- 「予約をして治療を受けるつもりです」
- 「よくわかりました。できると思います」
- 「そうすれば、私の生活は楽になりますね」
- 「健康のために、そうする必要があります」

- 「それをやります。保険でカバーされない部分は自分で負担します」
- 「歯ぐきを健康にするため、フロスをやります」
- 「もうフロスを使い始めました」
- 「できると思います。もうフロスを使い始めましたから」

　クライエントは、「〜するつもりです」という目標や「〜をします」という具体的な行動について発言します。また、「できる」という自己効力感を示す言葉も重要です。しっかり耳を傾けてください。

　ただし気をつけなければいけないのは"専門家"の態度。気を許すとつい、指示したい気持ちや正したくなる反射が頭をもたげてしまうのです。「あなたが今すべきなのはそれではなく、これですよ」と。すると相手は急に現状維持の発言をしたり、退屈そうな様子を見せたりします。怒りの兆候を示すこともあります。クライエントの先を行かないよう、また遅れすぎないよう気をつけてください。もし情報提供をしたくなったら、第12章の「情報を交換する」で説明した方法を思い出してください。

　では、計画の具体的な会話例を見ていきましょう。目標達成がもっとも簡単な「明確な計画がある場合」から、少し難しい「複数の明確な選択肢がある場合」、そしてもっとも難易度の高い「計画を最初から作成する場合」の3つです。どのケースでも具体的な目標が設定されているためプロセスは同じですが、方法の複雑さが異なります。

ケース 1　明確な計画がある場合

　明確な計画がすでに決まっているときは、「それをどのように実行するか」もすでに明らかです。クライエントの「やりたいと思っています（準備段階のチェンジトーク）」という発言を、もっと実行に近い「やるつもりです（移行段階のチェンジトーク）」に変えていきます。

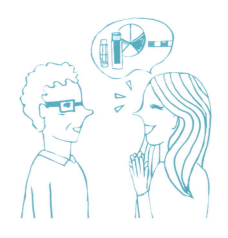

① **計画を要約する**

　実行により近い発言を引き出すため、一度計画を要約します。これで、あなたとクライエントの双方が今後の具体的な計画を固めることができます。

- 「○○の検査の予約をしようとされているのですね。
　検査を受けるべきかどうか、あなたはあらゆる理由を考えてこられました。
　検査の内容や金額についての問題を解決できたので、
　次の計画を立てようと思われたのですね。
　これまでの話をまとめると、こんな感じでしょうか」

② **移行段階のチェンジトークを引き出す**

　上記の要約の後、次のような質問でフォローアップをします。

行動表明の発言を引き出す

- 「いつ始めますか？」
- 「健康のためにそうする必要があるとおっしゃいましたが、それはあなたにとってどれくらい重要ですか？」

行動の意欲を示す発言を引き出す

- 「検査を受ける準備はどのくらいできていますか？」
- 「保険で何がカバーされるのか、確認しましたか？」

第 20 章　計画を立てる

具体的な一歩についての発言を引き出す

- 「日程について、受付でもう相談しましたか?」
- 「予約はもうしましたか?」

これらの答えを聞けたら後は簡単な質問で十分です[※1]。

- 「さて、これまでたくさんのことを話し合ってきましたが、計画を立てる準備は整いましたか?」

③ 行動計画を実行する

　このケースにおける計画とは何でしょうか。それは、検査の予約をし、継続して通うことです。ここまでの説明はずいぶん長かったのに、簡単すぎて期待外れかもしれません。でも簡単に感じるのは、MIを活用したからこそ。「関わる」「フォーカスする」「引き出す」「計画する」のプロセスや様々なスキルを使ってアンビバレンスを解決するよう手助けしてきたからこそ、クライエントの準備が整ったのです。

- 「これまで話し合ってきたことについて、他に何か質問はありますか? なければ一緒に受付のところへ行きましょう。スタッフが予約の手続きをしてくれますよ」

クライエントがこれを実際に行なえば、目標は達成できたことになります。

※1 何を引き出そうとしているかわからなくなり混乱してしまったときは、一度自問してみることが大切。「彼/彼女は計画を立てる準備ができているだろうか?」。答えが「Yes」なら、計画の作成へ。

ケース 2　複数の明確な選択肢がある場合

選べる道がいくつもある場合、あなたの役割はクライエントが優先順位をつけてその中から選べるよう手助けすること。レストランで何を食べるかを選ぶとき、ウェイターが手助けするのと同じです。目標を確認すること、選択肢を挙げること、クライエントの考えを引き出すこと、計画を要約すること、問題解決を行なうこと。この5つが大切です。1つずつ見ていきましょう。

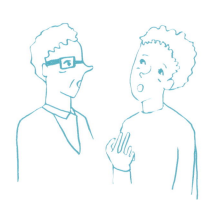

① 目標を確認する

まずはクライエントが望んでいる目標を確認。目標は1つの場合もあれば、複数の場合もあります。クライエントがどこに行こうとしているのか、どんな成果を望んでいるのかを見つけてください。目標が複数ある場合は、「その中でもっとも重要なものはどれか」を選べるよう手助けしてください。

② 選択肢を挙げる

クライエントが明確な目標を決めたら、次は、その目標に到達するための道を選びます。通常、選択肢はすでに明確になっています。アジェンダマッピング（P.77～79）を使い、クライエントがより良い決定ができるよう支援してください。専門家の立場から情報提供をする際には、第12章の情報交換のスキル（EPE）を使うのが良いでしょう。クライエント自身の考えを尊重しつつ、専門知識も提供して導きます。

③ クライエントの考えを引き出す

複数の選択肢や目標について、クライエントがまだ発言していない場合はここで引き出します。

> ●「どうやって目標を達成するか、考えたことはありますか？
> 　こんな方法がいいとか、この方法を優先したい、などはありますか？」

クライエントの発言を聞いて「危ない」と思う場合は、それを選ばないように導いてください。

> ●「あなたと同じような状況の人がやってみた例、
>   試してみて成功した例がいくつかあります。
>   どれが一番役に立つと思いますか？」

また、彼らが選んだ計画が効果的でなかった場合や、もっと良い計画が後から見つかった場合に備えて、とりあえず「計画A」としておくこともできます。
このように言えば、別の道への扉を開いたままにしておくことができます。

> ●「もし最初の計画がうまくいかなかったときは、
>   いつでも別の計画を考えましょう」

④ 計画を要約する
次に、クライエントの発言の重要なポイントをまとめ、要約して返してください。あなたとクライエントの双方にとって、目標達成までのプロセスが明確になります。

⑤ 問題解決を行なう
クライエントがこの先問題に直面しそうな場合、あらかじめそれについて話し合ってください。「何か問題に直面したらどう対応するか」を尋ねてみてください。もちろん、専門家の罠や正したくなる反射を避けることを忘れずに。

ケース2の会話例をご紹介します。

※医＝医療者　ク＝クライエント

医：電話で、歯の見た目が気になっているとおっしゃっていました。その他のこともおっしゃっていましたが、覚えていますか？

ク：はい。

医：ガタガタのところがある、詰め物が黒くなっている、歯と歯のあいだにすき間がある、歯が黒ずんでいる、ですね。合っていますか？

ク：はい。
それから、口臭のことも気になっています。

医：口臭もですね。
気になっているところがたくさんあるようですが、あなたが最初に治したいのはどれでしょうか。
治す方法はいくつかあって、それぞれにプラス面とマイナス面があります。
興味がおありですか？

ク：歯を白くしたいんです！

医：そのためにどんな方法があるか、聞いたり、考えたりしたことはありますか？

ク：テレビのCMで見たことがありますし、友だちは「歯を漂白した」と言っていました。

医：漂白には良い面と悪い面があります。
例えば、漂白の強さは1種類ではありませんし、漂白剤が効く場合と効かない場合もあるんですよ。
そのことはご存知ですか？

医：それに、歯に深刻な問題がないかを調べずに漂白してしまうと、その問題が隠されてしまうことがあります。

第20章 計画を立てる

ク：
> 漂白をすれば黒い詰め物が白くなって、
> 黒ずみはなくなりますか？

医：
> つまり、歯の見た目があなたにとって一番重要で、
> 白い歯にしたいということですね。

ク：
> そう、歯を白くしたいということです！

医：
> ちょっと待ってくださいね、
> 私にはまだきちんとわかっていなくて。
> あなたはただ歯を漂白したいだけなのか、
> それとも、歯の見た目を良くして健康にしたいのか。

ク：
> ああ、そういうことですか。
> そうですね、両方です。

医：
> 患者さんが「歯を漂白したい」と簡単におっしゃると、
> 私はいつも本当に不安になるんですよ。
> 歯を漂白することは、髪を染めたり
> 家の外壁を塗ったりするのとはちょっと違うんです。
> 表面が不潔だったり、
> 土台がグラグラしたりしているときもありますから。
> そういう問題を無視したり隠したりして漂白だけ行なうと、
> お金が無駄になってしまいます。
> そういう患者さんが何人もいるんです。

ク：
> 歯の検査をしたのは、もうずいぶん前です。
> だからたぶん、検査を最初にしなければ
> いけないと思います。
> でも、歯を白くしたい気持ちも大きいんです。

医：
> いくつか質問があります。
> 当院では、歯に付随している人間こそが、
> 歯と同じくらい重要だと考えています。
> あなたのお口に関するニーズや
> 心配事について詳しくわかれば、
> 私が手助けできることも増えます。
> 歯の見た目があなたにとってとても重要で、
> 歯を白くしたいのだとおっしゃいましたね。
> それには対処します。

医：でもあなたのお口の状況に関して、大切な質問をしたいと思います。納得していただけるでしょうか。

ク：いいですよ。ただし、私の希望は歯の見た目を良くすることですよ！

医：そのことはちゃんと書き留めましたよ。覚えておきますね。

　この後、検査や診断へと進んでいけます。このケースと次に述べるケース3は、クライエントの価値観や目標、歯の健康と見た目の改善計画について話し合い、明確にしていく典型的な例です。

ケース3　計画を最初から立てる場合

　クライエントが計画を立てられず行き詰まっている場合、もしくはMIを使った努力にもかかわらず、あなたとクライエントの計画が決まらない場合はどうしたらいいのでしょうか。「どのように実行しようと考えていますか？」と尋ねたとき、クライエントが「わかりません」と答えるようなケースです。

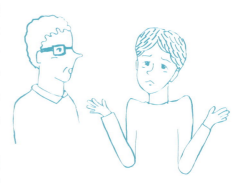

　ケース2で説明したステップをここでも利用できます。まずクライエントがすでに言葉にした「目標を再確認」します。今回は選択肢がないため「選択肢を挙げる」というステップは使えませんが、代わりにクライエントが「他の選択肢を探る」よう支援します。制限をかけず、自由にできるだけたくさんの選択肢を一緒に挙げましょう。そのリストを残しておいて、後で参照できるようにしてください。

　それでも計画が立てられない場合は、クライエントのアンビバレンスを解決して行き詰まりを打開するよう手助けしてください（ここまで学んできたことを確認する試験のようなものです！）。

　選択肢のリストを作成したら、「クライエントの考えを引き出す」に移ります。クライ

エントの考えは選択肢を探る際に明確になっています。あるいは、あなたの経験に基づいて引き出すようにしてください。その後はケース2と同じように計画を要約し、問題解決を行ないます。一緒に考えて作成した計画をクライエントが受け入れるよう導いてください。

ケース3の会話例は次のとおりです。

※医＝医療者　ク＝クライエント

医：歯医者を受診すると悪い結果しか聞かない、それがイヤになったとおっしゃいました。

ク：これまでいつもそうでした。
治療費は高いし、それにその治療が
本当に効くかどうか私にはわかりません。

医：それでは治療を受けようという気になりませんよね。
あなたはいつも悪い結果を聞くし、
しかも治療費が高額。
もう歯のことで心配をする必要がなければいいのに、
と思っていらっしゃるのですね。

ク：はい。もうウンザリしています。
でも妻が受診しろってしつこく言うので、
仕方なくここにいるわけです。

医：そうですよね。
そういう話はよく聞きます。
歯科医院の扉を開けて入ってくると
もう自分に主導権がないように感じるし、
悪い結果を聞かされて治療費も高い。
怖いから治療は受けたくない。
そういうことですね？

ク：そのとおりです。

医：あなたの望みは、治療をまったく受けないか、できるだけ少なくすることですか？

ク：そうです。

医：そうするための方法には興味がありますか？

ク：はい。

医：口の中のことで、今不安に思っていることはありますか？

ク：詰め物がとれてしまったところがあるのと、歯に黒い点がいくつかあります。それから、歯磨きすると出血します。

医：今日、処置が必要なところはありますか？

ク：いいえ、ないと思います。私はただ、今どうなっているか知りたくて来たんです。

医：悪いところがないかどうかを調べて対処する方法について、お話したいことがあります。聞いてくださいますか？

ク：どうするんですか？

医：多くの患者さんと接してきたなかで、できるだけリラックスして診察を受けてもらうためには、検査や治療をする前にいくつか質問をすることが大切だと気づきました。

医：
当院では、歯に付随している人間を
歯と同じくらい重要だと考えています。
患者さんやそのニーズと心配事について詳しくわかれば、
手助けできることも増えます。
納得していただけるでしょうか。
いくつか質問してもいいですか?

ク：いいですよ、どうぞ。

　ケース3における計画は、「疾患が見つかって治療する」という終わりのないサイクルを抜け出し、「治療費を回避する」という目標を達成できるようクライエントを支援すること。この後は検査データを一緒に見ながら、将来の疾患と出費を避けるための計画を一緒に立てていきます。
　ちなみに、本書で用いている対話例はすべて、私が実際に出会ったクライエントとの対話を編集したものです。

> この章では、クライエントが目標達成のための最善の計画を
> 立てられるよう手助けするMIの方法をお伝えしました。
> ここでも、今までに学んできたプロセスや手法、
> 戦略を繰り返し使っていることにお気づきでしょうか。
> これらはすべて、MIという宝石の1つの断面のようなもの。
> ルーペを通して輝きを見ていると、
> また新しい断面を発見できます。
> そしてそのたびに、MIという宝石の美しさが
> ますます増していくはずです。

第 21 章
計画を実行する意欲を強化する

　行動計画を行なう専門家の多くはこう考えています。「単純な手順を示し、相手がそれに従えば計画作成はスムーズにできて、すばやく実行に移せる」と。でも私の経験から言うと、それは真実ではありません。**変化というのは少しずつ、ときには長い時間をかけて起こるものです。**

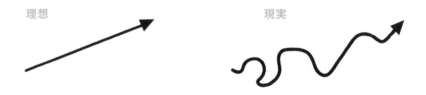

理想　　　　　　　　　現実

　クライエントの気持ちや行動は、計画の実行へと本当に向かっているでしょうか。**意欲というのは普通、時間とともに変わるもの。計画したからといって本当に実行するとは限りません。したがって、計画を実行する意欲を補強・強化する必要があります。**

以下にその方法を5つ挙げていきます。

① 移行段階の発言を引き出す
移行段階の発言がいかに重要かについては前章でも度々述べてきましたが、ここでも同じです。

行動表明の発言を引き出す
- 「いつそうしますか?」
- 「健康のためにそれを行なう必要があるとおっしゃいました。それはあなたにとってどのくらい重要ですか?」

行動する意欲を示す発言を引き出す
- 「準備はどのくらいできていますか?」
- 「保険で何がカバーされるか、確認しましたか?」

具体的な一歩についての発言を引き出す
- 「治療費について、当院スタッフにはもう相談しましたか?」
- 「予約はもうしましたか?」

ここで引き出したいのは、実行に関する明確な発言であり、具体的な一歩を踏み出すことの表明。**言葉にしてもらうことは、実行に大きく影響します。**クライエントは何をしようとしているのでしょうか。どんな一歩を踏み出すのでしょうか。もしくは、どんな一歩をすでに踏み出しているでしょうか。

②「何をするか」の具体的な発言に耳を傾ける

　計画したことを実際に始めるときに、人が使う言葉があります[※1]。1つは具体的な行動計画。契約のようなものであり、「何をするか」「いつどんなタイミングでするか」が含まれています。

※1 認知心理学では、これらの発言を「実行意図」と呼ぶ。

> ●「私は、歯を磨くこととフロスを使うことを毎日実行します」

　もう1つは他者への宣言です。この発言には、計画を立てた本人である「私」[※2]と実行を約束する動詞「します」が含まれています。

※2 編者注 他者に宣言するときであっても、日本語では「私は」などの主語が省略されることが多い。

> ●「私は、歯を磨くこととフロスを使うことを毎日実行します」

　このとき、クライエントの目標が大きすぎたり大胆すぎたりした場合は、小さい目標（具体的な一歩）を立てるよう手助けしてください。**たとえば最終目標が「私は3ミリ以上の歯周ポケットと出血を完全になくします」だった場合、そこにつながるもう少し小さい目標「私は唾を吐いたときに交じる血の量を大幅に減らします」などに替えます。大きな目標では動けなくても、ほんの小さな一歩なら実行できると思えるでしょう。**

③ 行動の意図を引き出す

　第19章で述べた「要点の繰り返し」と「重要な質問」を使います。最終目標が何であったか、具体的な一歩はどう踏み出すのだったか。また行動に関する前向きな言葉を述べさせることで、なぜその目標を選んだのか、それをいつどんな方法で実行するの

第21章 計画を実行する意欲を強化する

かを思い出させます。その後に、発言をもう一度確認する質問を行なってください。

※医＝医療者　ク＝クライエント

医：何度か歯周ポケットの検査をしましたが、そのときあなたは「すべてのポケットを2〜3ミリ以内にして、出血をなくしたい」とおっしゃいました。その気持ちはまだ変わっていませんか？

ク：はい。
唾に交じる血の量は減ってきましたが、ポケットも血も全部なくしたいと思っています。

医：最初はどんな様子だったか、途中はどんなだったか。
チャートをお見せしながら確認しました。
今はチャートがまったく赤くならないようにしたいと思っていらっしゃるのですね。
口臭もなくなり、いろいろなことを実行できたので、ご自身を好きになったとおっしゃいました。

ク：そのとおりです。

医：普段どんなケアをしているのか、挙げてくださいますか？

ク：ええと……、前にも言ったとおり、あなたが勧めてくださった歯ブラシを買いました。
前に使っていたのは古くなって毛もへたっていましたから。

あなたからいただいた小さい歯ブラシも使っています。
それで効果がありました。

ただ、フロスはちょっと苦手ですね。
歯肉炎予防用の歯磨き粉を勧めてくださったので、それを使っています。

ク：後は、あなたにいただいた
ブリッジの下を掃除する道具も使っていますよ。

医：いろいろ始めたのですね。
どんな効果があったと思いますか？

ク：見たところ歯がきれいになって、
前のように汚れがつかなくなりました。
ちゃんとケアした後は、口の中のイヤな味がしません。
「キスをしたときに口臭がしなくなった」と夫が言いますし、
ペットの犬に息を吹きかけても顔をそむけなくなりましたよ。

他に何かあるかしら……。

ああそうだ、健康に良いものを食べるようにして、
運動もしています。
ずっとそうしたいと思っていたけれど、
できなかったんです。

それから一番の効果はやっぱり、
さっきも言ったけれど自分を好きになれたことですね。
前みたいに途中で挫折せず、やり続けるつもりですよ。
サポートしてくださってありがとうございました。

医：いろいろなことを実行に移すことができて、
よかったですね。
すばらしいことです。
こんなふうに手助けできるのは、
私にとってもすごくうれしいことなんですよ。

　上記の対話の中で、実行に対するクライエントの意欲や行動を強化するためにどんな方法が用いられているか、確認してみてください。

- □ クライエントはセルフケアに取り組んでいましたか？
- □ 問題に着目し、明確な目標を持っていましたか？
- □ クライエント自身の"行動を変えたい理由"が引き出されていますか？
- □ 具体的な計画を立てられていますか？
- □ クライエントは計画を実行する準備を整えていますか？
- □ 実行し続ける意志があり、また実行し続けられると自信を感じていますか？
- □ そして、クライエントの変化を手助けできたことに、医療者は満足していますか？

④ 意欲や行動が現れるのを待つ

　目標に向かう意欲や実際の行動がなかなか見られない場合はどうすればいいのでしょうか。諦めますか？　それとも他の方法を使いますか？　おそらく、答えはもうおわかりでしょう。クライエントを見捨てず、MIのやり方や精神、自然な変化の過程を信用してください。クライエントをあるがまま、現在の状態のままで受け入れるのです。本章では目標に向かう意欲を強化する5つの方法を挙げていますが、チェックリストを作ったりしてその流れにクライエントを乗せようとしてはいけません。

　目標に向かう意欲が明確ではない場合でも、クライエントの内部で密かに考えや気持ちが進行していることもあります。クライエントの話に耳を傾け続けてください。できるだけのことをしたら、あとは放っておくだけ。MIを誰に対しても完璧に使い、常に成功させる必要はないのです。

⑤ 気乗りしない理由を探る

　計画にクライエントが乗り気ではないときには、その理由を探ってください。あるいは、彼らが何に不安を感じているかを探ってください。これは10歩下がって第2のチャンスをつかむようなものです。現状維持の発言を引き出すことになるため、非生産的と思われるかもしれません。でもクライエントとのあいだに信頼関係ができていれば、変化に際して再発しているアンビバレンスを見つけ出せます。

- 「このことについて、まだスッキリしていないようですね。何か問題がありますか？」
- 「実行するうえで、何かハードルがありますか？」

次に、解決方法を引き出してください。

- 「これをどうやったら解決できるか、考えたことはありますか?」
- 「あなたの強みと弱みを考えてみて、どうしたら実行できると思いますか?」
- 「いまから1年後、計画を実行するために何が変わっていると思いますか?」

以上①〜⑤の戦略を使えば、目標に向かう意欲や行動を強化することができます。また前の章でご紹介したケース2の「問題解決を行なう」も参考になるでしょう。

その他の方法
　まず、クライエントを信頼してください。自己観察を促すために日記をつける、だ液中の血液測定をする装置を使う、体重を測定する、食生活に関する記録をとる、ストレスに注意するなどの方法を勧めるのも1つの手です。
　また**社会的なサポート体制を作るよう促し、友人や同僚が彼らの変化に参加したり支援したりするようにしてください。友人や家族、同僚に対して個人的に、またはソーシャルメディアを通じ、変わる意志を公にするのも効果的です。こうした方法はすべて、行動への意欲をさらに強化してくれます。**

第 21 章 計画を実行する意欲を強化する

第 22 章
行動変容をサポートし続ける

　クライエントが目標達成のための計画を立て、それを実行した時点であなたの役目は終わりです。彼らが必要とし、求めていることはこれがすべてです。

　しかし、計画を立てて実行することが変化の過程の始まりに過ぎないクライエントもいます。途中で挫折し、元の習慣に戻ってしまう可能性があるのです。ダイエット、新年の抱負、薬物乱用などがその典型的な例です。歯科においては、元のだらけた歯磨き習慣に戻ったり、口腔内の状態が悪くなったりすることが挙げられます。長期にわたって変化が続いていなければ、「行動変容が成功した」とは言えません。**変化とは、1回で終わるものではないのです。**

　挫折の原因は、失業によるストレスや人間関係の問題、新しい仕事、新しい人間関係、結婚、健康上の問題など様々です。こうした挫折や困難にも、MIの考え方やプロセス、スキルは役立ちます。たとえば、クライエントを無条件に肯定する態度や共感、思いやりの姿勢。オープン・クエスチョンや肯定や聞き返しのスキルなどは、いつでも活用できるのです。

　何度も言いますが、**MI**を使う目的は「クライエントが自分自身で変化の理由を発見できるよう導くこと」。そして、「アンビバレンスを解決して変化へと向かえるよう手助けすること」。挫折しそうなクライエントがいたら、それらを再発見するよう手助けすれば

いいのです。クライエントが何も変わっていない場合も側につきそい、方向を見失っている彼らが森から抜け出せるよう導いてください。

■ MIのプロセスを柔軟に繰り返す

何度も述べましたが、行動変容に向かう道は一直線ではありません。前章でご紹介したように、上がったり下がったりしながら目標に向かっていくものです。4つのMIプロセスを使うことで、方向を見失った場合の困難を軽減できます。ただしここでは4つのプロセスを逆の順序で使います。

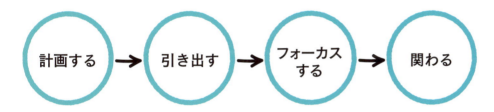

再度計画する

スコットランドの詩人、ロバート・バーンズは「どんなに計画を立てても、アクシデントや災難は起こる」と言っています。様々な理由があって事情が変われば、計画を変更したり調整したりすることが必要になります。前述した「計画する」のプロセスを再度行なってください。その際、心に留めておきたいことがいくつかあります。

- 正したくなる反射や専門家の罠に気をつけること
- クライエントと共に考える姿勢を大切にすること
- 計画についての具体的な発言を引き出すこと
- あくまでもクライエントを中心にすること
- クライエントの発言を要約し、気乗りしない理由や隠れた意欲を見つけ、問題解決を行なうこと

再度引き出す

これを、「思い出させる」プロセスと呼ぶこともできます。計画を立てた元々の理由をクライエントに振り返らせるからです。相手が「今思い出しました」と言えば簡単に済みますが、複雑になる場合もあります。口うるさい専門家にならないよう注意しなければなりません。批評しない、平静な態度で質問してください。

- 「このことを、あなたは今でも希望していますか?」
- 「○○について以前に話し合ったことがありますが、今でもあなたにとって重要ですか?」

　思い出させることで、クライエントが最初に立てた目標や計画が今でも有効かを確認できます。最初に立てた計画を忘れてしまっていたり、実行することを望んでいなかったりする場合は、次の「再度フォーカスする」プロセスに進んでください。

再度フォーカスする

　先ほどの、ロバート・バーンズの「すべてが計画どおりに行くとは限らない」というのはここでも当てはまります。クライエントが何にフォーカスするかを忘れていたり、最初とは優先順位が変わっていたり、見解が変わっていたりすることがあるのです。新しい目標が必要な場合は、第3部で説明した「フォーカスする」のプロセスを再度行ないます。**何を一番大切にするかを改めて明確にし、新しい目標と計画を立てていきましょう。**そしてその後、クライエントが望めば「再度計画する」に進みます。そうでない場合は、次に述べる「再度関わる」に進むか、クライエントの権利を尊重してサポートを中止します。

再度関わる

　クライエントが、以前立てたはずの計画に関心がない、もしくは関心がなくなったように見えるときは、「関わる」プロセスに戻ります。オープン・クエスチョンや聞き返し、肯定や要約を使って、クライエントについての理解を改めて深めます。

　「予約した日に来院しない」「新たなアポを取らない」など、関心がなくなった兆候が見えたら、簡単な電話やメールをするだけで何が起きているかわかることがあります。今でも計画を実行したいと思ってはいるけれど、何らかの原因で遅れているのかもしれません。あるいは、あなたとの話し合いや計画を「中止したい」と伝えてくるかもしれません。**クライエントが「計画通り続けたい」と答えた場合には、どうしたら続けられるかを尋ねてみてください。「中止したい」と答えたときにはそれを尊重し、「将来気が変わったときにはいつでも支援します」というあなたの考えを伝えてください。**

　また、クライエントの計画を支援する専門知識をあなたが持っていない場合は、誰か他の人を紹介してください。あなたがMIを通じて寄り添ったことは、彼らにとって

変化の旅の第一歩だったのかもしれません。**MIは変化についての対話であることを思い出してください。あなたはセラピスト（治す人、癒す人、変える人）ではなく、支援者。MIを使っても、力が及ばないときはあるのです。**

Take a Break 4

　MIの島を長らく旅してきました。これまでお伝えしてきたことの要点をまとめたいと思います。MIは、歯科医療者がクライエントを支援する際の対話スキルを向上させ、現在欠けているコミュニケーション力を補完するのに役立ちます。歯科ではこれまで、「医療者側が指示する」のが主流でしたが、MIでは「クライエント自身が考えて決める」ことを大切にしています。

歯科におけるMIとは？

　MIは、クライエントを中心とした面接およびカウンセリング方法であり、口腔の健康を破壊するような行動をクライエント自身が変えていけるよう支援します。端的に言えば、「変化についての対話」です。次のような分野において活用できます。

- 歯周病やむし歯などの生活習慣病
- セルフケアの習慣
- 食生活
- ストレス管理
- クライエントとの面談
- 歯科検診
- 検査結果を共に見て共に診断するプロセス
- 歯の健康
- 口腔と全身疾患の関係性やウェルネスといった歯科の新領域
- 高度なコミュニケーションスキルやカウンセリングスキルが求められるクライエントとの出会い

歯科における変革とは？

　中心になるのはクライエントであり、歯科医療者ではないのが特徴です。MIでは「信頼や尊重、思いやりの雰囲気があれば、クライエントは口腔の健康を改善する最善の方法を自分で見つけることができる」と考えます。歯科医療者は、クライエントが健康になるのに役立つ知識や技術を備えた「支援者」であり「カウンセラー」であり「協力者」です。「患者」についてはその意志や自己決定を尊重し、「クライエント」という言葉を使います。

なぜこれまでMIが使われてこなかったのか?

　MI自体は1983年から利用されており、歯科以外の様々な分野で使われています。書籍の数も、臨床試験も論文も豊富です。歯科でも関心は示されてきましたが、実際にはほとんど活用されてきませんでした。その理由は不明です。本書は、歯科におけるMIについて論じた初めての本です。

なぜMIが歯科に役立つのか?

　本書の冒頭で述べたとおり、歯科にはクライエントとのコミュニケーションが欠如していました。クライエントとの信頼関係を重視した歯科診療においても、支援やカウンセリングは具体的に行なわれていませんでした。こうしたスキルを身につけた歯科医療者はいましたが、それは自力で獲得したものでした。MIは歯科医療者に対し、エビデンスに基づくきちんとした手法とスキルを提供してくれます。

誰がMIを利用できるか?

　クライエントの不適切な口腔ケアの習慣を、健康につながる習慣に変えるよう支援したい、またその能力を向上させたいと考えているすべての歯科医療者です。

本書で取り上げた内容は?

- 歯科医療者がMIを活用してクライエントを支援する方法
- MIが単なる行動変容に留まらない理由
- 変化へのアンビバレンスをクライエントが解決できるよう手助けする方法
- MIの特長
- 歯科診療においてMIを活用する方法
- 「抵抗したい反射」が引き起こされる原因、及びそれを理解することの重要性
- 練習の大切さ
- 不信感や反発への対処方法
- クライエントが口腔の健康のための変容計画を立てて実行できるよう、手助けする方法
- MIの精神

Take a Break 4

本書で説明したMIのスキル

- 4つのプロセス：関わる、フォーカスする、引き出す、計画する
- ガイド、指示、追従のコミュニケーション
- 聞き返し、オープン・クエスチョン、肯定、要約（OARS）
- チェンジトークの見極め方（DARN）
- 不信感への対応
- 情報交換のスキル（EPE）
- クライエントのアンビバレンスの理解
- 「正したくなる反射」の認識と回避
- 「専門家の罠」の回避

Take a Break 4

第6部

MIを歯科診療の どの場面で使うか？

MIを学ぶことは、自転車に乗る練習に似ています。
最初はよろめいたり落ちたりしても、
強い意志を持って粘り強く練習すれば上達します。

第23章　診療の中でMIをどう活用するか？

第24章　MIを学ぶ者にとって大切なこと

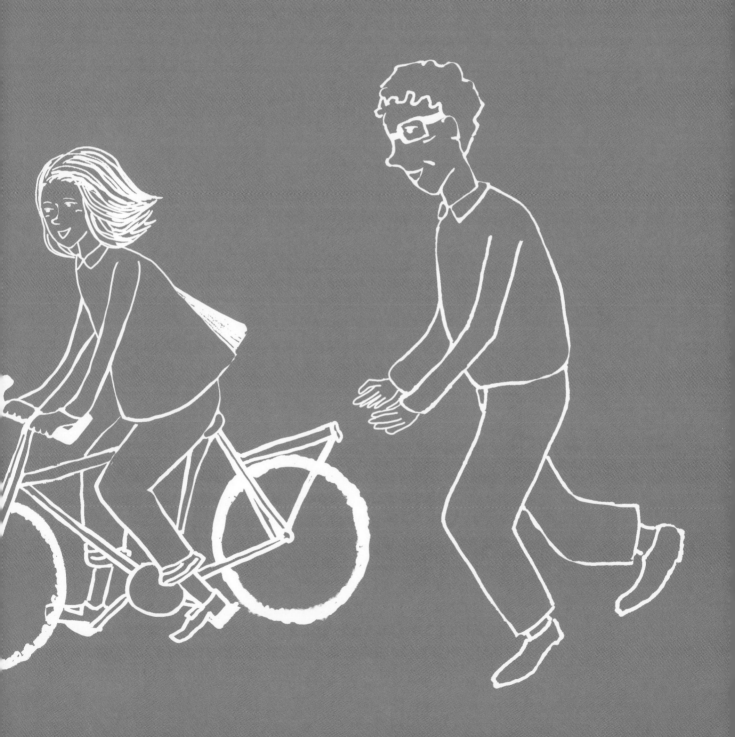

第 23 章
診療の中でMIをどう活用するか？

　ここまではMIの考え方やスキルについてページを割いてきました。最後になる第6部では、普段の生活や診療の中でどうMIを実践していくかを述べたいと思います。
　MIの開発者であるミラーとロルニックは、**「MIはシンプルだが、簡単ではない」と述べています。**この言葉は謎めいていますが、私は次のように解釈しています。

　4つのプロセス自体は、根本的にシンプルです。「関わる」「フォーカスする」「引き出す」「計画する」はすべて、ただ1つ"クライエントが健康につながる行動をするよう手助けするために"使うものだからです。使い方に慣れなければいけないのは確かですが、プロセスそのものは自然で直感的であり、理解しやすいものです。
　しかし、**実践するとなると簡単ではありません。なぜなら、こちらも相手も人間だからです。**人間に向き合うときには、**万華鏡のように瞬時に、複雑にスキルを変えることが必要です。**相手に応じて自分の形を変え、柔軟に対応し、変化へと導かなければなりません。また、MIを身につけるのも簡単ではないでしょう。

　しかし何度も言うようですが、**MIを身につけることは自転車に乗る練習に似ています。**最初はよろめいて落ちたりしても、強い意志を持って粘り強く練習すれば必ず乗れるようになります。ある日突然、楽々と進んでいることに気づきます。この段階に到達す

== れば、「MIは楽しくて簡単だ」と思えるはずです。努力してもMIを使えるようにならない、という人はほとんどいません。==

そう断言できるのは、私自身が学習のプロセスを乗り越えてきたからです。私はカール・ロジャーズの書いた『学習する自由』[※1]を読み、Center for Studies of the Person[※2]で行なわれた10日間のワークショップに参加し、そこからクライエント中心療法に初めて取り組みました。学んだことで人生は変わりましたが、やる気がすっかり失くなってしまうような辛い経験も何度かありました。私には天性の才能はありませんでした。だからこそ、ただ一生懸命学び続けたのです。そして今もなお、学び続けています。希望を持ち、有言実行の姿勢で、「クライエントを中心にする」というすばらしい方法を実践しながら……。

さて、MIについては十分理解いただけたと思います。でもちょっと前からあなたは「じゃあMIを歯科診療で活用するにはどうすればいいんだろう?」と考え始めたのではないでしょうか。この章では、そのことをお伝えします。

※1 教育論の本。"Freedom to Learn", Carl R.Rogers, H.Jerome Freiberg, Prentice Hall,1994。

※2 1977年、カリフォルニア州ラホヤに設立されたセンター。個人や組織における他者とのコミュニケーションについて研究を行なう機関。現在も研究やワークショップが盛んに行なわれている。
https://www.centerfortheperson.org

■ MIをうまく活用できているのか?

MIを活用し始めたら、まずはそれがうまく活用できているかどうかを知る必要があります。このとき、コンサルタントの役割をしてくれるのはクライエントです。彼らの反応の中にヒントがあります。次の4つのポイントをチェックしましょう。

point 1
クライエントは積極的に会話に関わっているか
- [ ] あまり関心がなさそうか、あるいは上の空か
- [ ] どんな姿勢か
- [ ] あなたと目を合わせているか
- [ ] 質問に答えようとしているか
- [ ] どんな表情をしているか
- [ ] あなたは「オープン・クエスチョン」「肯定」「聞き返し」「要約」のスキルを効果的に使えているか

- [ ] 要所要所できちんと聞き返しを行なえているか
- [ ] クライエントは自分の考えを明確にできているか

point 2

1つの目的地にきちんとフォーカスできているか

- [ ] あなたとクライエントは同じ目的地に向かっているか
- [ ] 地平線が見つかっているか
- [ ] 解決すべき課題は双方で明確になっているか
- [ ] 良い方向へ導けているか
- [ ] 目的地が明確でない場合、クライエントが見つけられるよう導き、手助けしているか
- [ ] あなたとクライエントは協力しているか
- [ ] 思いやりを持って話し合っているか
- [ ] 情報提供や助言をする場合にはきちんと許可を得ているか

point 3

クライエントは行動を変える理由を見つけているか

- [ ] クライエントから、変化についての発言（チェンジトーク）を引き出しているか
- [ ] 聞き返しとオープン・クエスチョンによって、現状維持の発言を前向きな発言に変えられているか
- [ ] クライエントのアンビバレンスは減っているか
- [ ] 行動する意欲を示す発言が増えているか
- [ ] 彼らの目標や価値観が明確になっているか
- [ ] 彼らのチェンジトークを強化しているか

第23章 診療の中でMIをどう活用するか？

> **point 4**
>
> **計画が明確になっているか**
> - [ ] 「引き出す」から「計画する」に進むタイミングを理解しているか
> - [ ] 「要点の繰り返し」や「重要な質問」をうまく行なっているか
> - [ ] クライエントは順調に計画を立てられているか
> - [ ] クライエントの行動する意欲や実際の行動は続いているか
> - [ ] 行動に向かう積極的な発言が聞けているか
> - [ ] 本筋から逸れた場合、本筋に戻るよう導いているか

これらをチェックして、うまくいっていないところが見つかれば修正していきましょう。**MIを活用し始めてすぐはもちろん、慣れてきた頃にもチェックは必要です。**

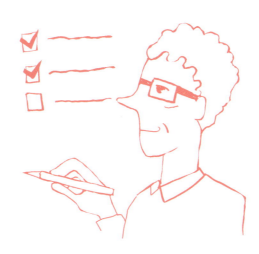

短時間のMI

　MIを使うには長時間かかりそうだと感じる、もしくは感じたことがあるかもしれません。でもMIはもともと、50分間の心理療法で用いられていました。正確にはわかりませんが、MIは短時間のやり取りで使う場合がほとんどなのです。たとえば受付で支払いや次回の予約をするとき、ユニットで説明をするとき、電話で会話するときなどです。

　短時間のMIでは「情報を引き出す/与える/引き出す」のEPEスキルが必要です（第12章参照）。そして、思いやりも大切です。「この人は急いでいるな」と相手に一度感じさせてしまったらスキルも役に立ちません。**慣れてくると時間のことが気にならなくなり、短時間であっても自動的にMIを行なえるようになるでしょう。**

　短時間の対話例を挙げます。

チェアサイドにて

※医＝医療者　ク＝クライエント

医：お口の具合はいかがですか？
前回のお話では、出血をなくして
チャートが赤くならないようにすること、
そしてすべてのポケットを2〜3ミリ以内にすることが
目標だとおっしゃいました。

ク：具合はいいと思います。
出血はありませんし、
「口臭がなくなったね」と夫が言います。

医：それはすごいですね。
満足されているでしょう。

ク：はい、本当に。
でもまだポケットの深さを検査していませんからね。
気になるところです。

医：わからないと不安ですよね。成績表が戻ってくるのを待っているような感じではないですか？さぁ、今から検査すればわかりますよ。

ク：ええ、でも不安です。

医：ポケットがいくつあっても大丈夫ですよ！私も他の歯科衛生士に検査してもらうと出血しているところがあって、3〜4ミリのポケットもあるんです。でもセルフケアが不十分だったのが原因だとわかっているので、その部分を集中してケアをすればいいだけ。すぐに良くなります。

ここで歯科衛生士が検査を行ない、クライエントにチャートを見せる

医：全体的にとても良いようですが、赤いところがいくつかありますね。場所を調べて、どんな状態か確認してみましょうか。

ク：完璧だと思っていたのに、ショックです。赤かった場所を教えてください。どうやってケアすればいいかはわかると思います。あなたがおっしゃったように、その部分を集中してやることですよね。

医：そのとおりです。

　このやり取りは5分程度のもので、短時間のMIの典型例です。状況によって細かい部分は異なりますが、MIの聞き返しや肯定、情報提供のスキルを使う点では同じです。

禁煙のためのMI

　歯科におけるMIについての論文の多くは、禁煙プログラムに関するものです。MIはもともと、また現在でもアルコール依存や薬物乱用者へのプログラムに活用されており、禁煙プログラムはその流れを汲んでいます。こうしたプログラムは主に大学の歯学部や地域の診療所で実施されています。私にはこの領域の経験がないため詳しく説明することは控えますが、関心がある場合はインターネットで「歯科におけるMI、禁煙」と検索してみてください。

歯科教育におけるMI

　MIは検査のプロセスにおいても、セルフケアの教育においても活用できるものです。しかし私の知る限り、歯学部の学生に対するカリキュラムにMIが含まれている例はありません。歯科衛生士にMIを教え始めたケースはいくつかあります。

　学生をコミュニケーターとして、あるいは健康の導き手として育てるうえで、歯科の教育には大きな穴が開いているのです[※3]。私はMIをカリキュラムに含めることを真剣に検討してほしいと思っています。早ければ早いほど良いでしょう。まずはトレーニングを受けた教授陣を導き手とし、1〜2年生向けにMIのプログラムを試験的に導入することを提案します。これを、高学年だけのプログラムにはしないでください。彼らは国家試験に合格して卒業することに集中しているため、MIをすぐに忘れてしまうからです。教授陣にとっても、MIのスキルを身につけることは有益です。学生とのコミュニケーションや関係性構築におおいに役立ちます。

MIと「Oral-Systemic Connection」

　今日では、歯周病の原因菌が心疾患や低体重児出産、脳卒中、糖尿病などの多くの疾患に影響することが注目されています。これは、「Oral-Systemic Connection」と呼ばれ、歯科の新しい領域とみなされています。

　しかしこれは、新しい概念ではありません。1950〜60年代にすでに、チャールズ・C・バスが口腔内細菌が全身疾患に影響を及ぼすことについて研究し、発表していました。ロバート・バークレーが1972年の著書『Successful Preventive Dental Practice』において引用しています。

「細菌によって引き起こされる心臓疾患の大半は、歯の病的な感染環境が原因であることがわかっている。(中略)心臓の病気を抱えている人の健康や幸福、また命そのものが、歯の疾患の予防と抑制にかかっていると言える。(中略)むし

※3 薬学部ではMIを利用しているところもある。

歯は菌血症※4の原因であり、それは一時的なものであるにせよ、歯髄の感染にまで進行した病変からくる。歯周ポケットと病変した歯周組織における細菌が、大半の菌血症の原因なのだ。(中略)いつか優れた心臓専門医が振り返ってみたとき、患者にとってこんなにも重要な情報がなぜ長いあいだ見落とされ、無視されてきたのか不思議に思うだろう」

※4 本来無菌であるはずの血液内に細菌が認められる状態

　バスやバークレーが主張していたことが、現在「Oral-Systemic Connection」と呼ばれているにすぎません。歯科ではこうして50年ごとに古い英知や研究が再発見されるようです。しかし残念ながらほとんどの歯科医療者は、クライエントが自分で歯の疾患を抑制できるよう支援する「予防歯科」の重要性を見落とし、無視しています。50年経った今ですら！　代わりに強調しているのは、相変わらず審美歯科や技術的な修復処置の価値のほうです。
　MIを用いればクライエントは「Oral-Systemic Connection」についてより理解しやすくなり、実践もしやすくなるでしょう。歯科は過去の過ちを繰り返すことなく、ここから先に進むことができるのです。

MIと歯科医

　MIは新規クライエントとの面談や教育、対話はもちろん、チーム間やスタッフ一人ひとりとの信頼関係づくりにも役立ちます。「指示」をやめることの大きな効果を感じるでしょう。

MIと治療の併用

　MIは独立した手法ではないため、他の様々な臨床診療と併用することができます。クライエントとの対話が必要なときは、いつでも役に立ちます。ミラーとロルニックは多くの研究でこの主張を裏づけています。

MIとバークレー協働診断

　第1章で述べたように、ロバート・バークレーは、検査データをクライエントと共に見て、共に問題を発見し、共に診断していくという診療スタイルを築きました。「バークレー協働診断」と呼ばれているものです(P.17)。これは歯科における変革であり、私を含む多くの歯科医師の人生を変えました。この「バークレー協働診断」を行なう過程でMIを使うことは、非常に有効です。風船にヘリウムを加えるようなもので、クライエントとの関係性も面談も診断も計画も、すべてがより高く上昇するでしょう。

MIとビジネス

　ビジネスやマーケティングの観点から考えても、MIは非常に有用です。複雑化する歯科市場において、自分の医院及び自分自身を差別化するために役立つのです。
　クライエントからこんなコメントが聞けるでしょう。

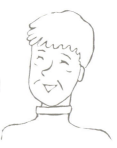

「ここの歯科衛生士さんは
　私の話にじっくり耳を傾けてくれる！」

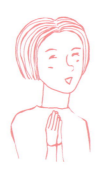

「この歯医者は、歯の健康がどれほど重要か、
　じっくり考えるための時間を取ってくれた。
　簡単に診察して、必要なことを
　指示するだけではなかった！」

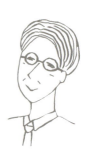

「歯の健康が自分にとって
　どれほど重要かがわかった」

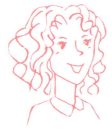

「前の歯科医院で勧められた治療のことで、
　私は本当に困っていた。
　でも新しい歯医者に聞いて良くわかった」

　20世紀半ばに活躍した実業家のバーナード・バルーク[※5]は「どうしたらビジネスで成功できるか」という質問に対し「人が求めているものを見つけ、それを手に入れられるよう支援すること」と答えました。MIは、まさにそのためのスキルです。

※5　バーナード・バルーク（1870-1965）。実業家、投資家。フランクリン・ルーズベルト大統領の顧問を務めたことでも有名。

MIを学ぶ最良の方法

ミラーとロルニックは、MIを学ぶ方法についても
多くの研究を行なっています。
彼らによればMIとは、ある技法や手順をクライエントとの
コミュニケーションに当てはめて使うようなものではなく、
ジャズ作家が音楽をつくるように柔軟に活用していくべきもの。
だからこそ、ずっと学び続けなければならないと強調します。
本を読んだりワークショップに参加するなどして
MIのことを知っただけでは、
MIの実践者になることはできません。
うまく行なえているかどうか、
継続的にフィードバックを得ることが必要です。
私は、研究グループや学習グループをつくって定期的に集まり、
実践や議論を重ねることが最良の方法だと考えます。
"医療者中心"から"クライエント中心"への道はときに
デコボコしていますが、
クライエントとの対話の経験を積み、
成功と失敗を仲間と分かち合ってください。

第24章
MIを学ぶ者にとって大切なこと

　最初の著書『In a Spirit of Caring』を書いていたとき、私はアーサー・コームズに「クライエント中心療法を学ぶ者にとって、もっとも重要なことは何だと思うか」と尋ねたことがあります。彼は2つのことを答えました。1つはカール・ロジャーズが言っていたのと同じで、**「自分の人生においてもクライエントと会話するときにも、飾らないありのままの自分であること」**です。そしてもう1つは**「善良な人間であることが望ましい」**というものでした。この答えを聞いたとき私はとても戸惑いましたが、後になってその意味がわかるようになりました。

　この章では、私が失敗を含む様々な経験を通じて理解した、"MIを身につける者の心構え"についてお伝えします。あなたがMIを知り、学び、活用していくにあたって、きっと役立つと思います。

■ 思いやりの心

　MIやクライエント中心療法を利用するとき、本心を偽った態度であってはなりません。偽りの態度でMIを使えば、クライエントはすぐに「操作しようとしている！」と見破

第24章 MIを学ぶ者にとって大切なこと

ります。純粋に相手を思いやり、本心を偽らないことが重要です。つまり私たちはMIを使うとき、**専門家のマスクをはずしてクライエントの世界に入り込むこと、クライエントとの相互関係の中で全力を尽くすこと、本気でいること、ありのままの自分でいること**が求められているのです。一言でいえば、"**人間らしく**"クライエントに関わるということです。

では、**具体的にどのように思いやればよいのか。その方法は、歯科医療者が「自分の目的はクライエントの成長と回復を手助けすることだ」と決意したときにおのずと見えてきます。**心から生じる言葉、受け入れる身振り、共感的な態度、肯定的な雰囲気——。それらを通じてクライエントは思いやりを受け取り、自らの意志で治療や積極的なセルフケアに取り組み始めます。

そして、持ち前の能力を発揮できた歯科医療者もまた、専門家としての人生の意義や方向性を見つけられるでしょう。つまり**クライエントへの思いやりは、歯科医療者の失望を希望に変えてくれるのです。**

以上が思いやりの心であり"MIスピリット"です。隣人を汝のごとく愛する、無償の愛とも言い換えることができるでしょう。

■ ありのままの自分

MIを学ぶとき、あなたは初め自分自身を意識するでしょう。クライエントを手助けするよりも「MIを正しく行なうこと」のほうに集中してしまうのです。これは、MIを本気で実践しようとしている証拠です。このとき「今私はMIと呼ばれる、患者さんとの新しい関わり方を学んでいるところで、順調に進まないことがあるかもしれません」と正直に話せば、クライエントは理解し、味方になってくれるでしょう。これが「ありのままの自分」として関わるということです。

まだMIをうまく使えないのに本心を偽った態度をとると、クライエントの"ウソ発見器"はすぐに作動します。信用は崩れます。つまり、あなたを善良な人間だと思わなくなるのです。**ひとりの人間として信頼してもらうこと。これは、クライエントを手助けし、健康へと導いていくときの要です。信頼を得ることができればあなたとクライエントの関係は特別なものとなり、歯科診療は今よりずっと楽しいものになるでしょう。**苦労しながら登った山を一気に下るときのように!

補足

　クライエントとこうした深い信頼関係を築くことは、技術的またはビジネス的なことよりもずっと楽しいものです。ただしこの最大のやりがいを得るため、ときには代償を払う必要もあります。すべてのクライエントに対して高打率を維持するのは不可能です。来院した人すべてでホームランを打とうとしてはなりません。何度か述べましたが、MIをどんなにうまく使っても手助けできない人はいます。治療費が高すぎると思っている人、不満ばかり言う人、あなたが車を買えたのは自分たち患者のおかげだと思っている人、「歯医者はキライだ！」と言い続ける人、アンビバレンスからずっと抜け出さない人、セルフケアの習慣がずっと改善されない人、あなたの提案に抵抗し続ける人などです。また、人間というのはそもそもつかみきれないもの。それゆえの困難もあるでしょう。

　それでも、MIを使うことでクライエント支援の打率と経験は少しずつ向上します。**ありのままの自分でいる、思いやる、受け入れる、共に考えて進む。この4つの「心の習慣」は、MIを実践する過程で身についていきます。**最初から持っていなくても大丈夫です。医療中心、技術中心、手法中心の世界を思い切って離れ、人間探究の世界に入ってください。私は今も、この人間探究の旅を歩き続け、学び続けています。

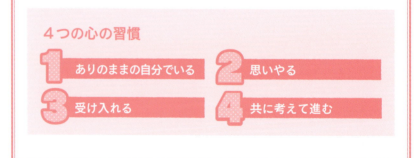

4つの心の習慣
1. ありのままの自分でいる
2. 思いやる
3. 受け入れる
4. 共に考えて進む

■ あなた自身を思いやる

　本書では、クライエントを本心から思いやることに焦点を当ててきましたが、思いやりが必要な相手は他にもいます。"あなた自身"です。逆説的ですが、クライエントを思いやるにはまず、あなた自身を思いやることが必要です。与えるばかりであなた

第24章 MIを学ぶ者にとって大切なこと

自身が疲れてしまい、回復しないままではうまくいきません。歯科医師のオマー・リード[1]は、「空のポケットからは何も与えることはできない」と言っています。あなた自身を思いやることで、クライエントに対して役立つ習慣やスキルを学ぶ力も生まれます。

以下のような、癒しの習慣を大切にしてください。

● **精神的な栄養を摂る**
あなたが摂るべき栄養は食事だけではありません。

☐ あなたを支え、育ててくれる人はいますか？
☐ 人生をより良くするものについて、時間をかけて考えていますか？
☐ 自分の人生をどんなものにしたいか、想像する時間を持っていますか？
☐ 自分に栄養を与える外的及び内的な環境をつくっていますか？
☐ あなたの歯科診療は、あなたを育ててくれるものですか？

● **運動する・行動する**
運動とは、適度な有酸素運動で身体を鍛えること。そして知能や精神を鍛えることも含まれます。

☐ 体に良いことを実践していますか？
☐ 適切な運動、食事、休憩を取っていますか？
☐ 健康に良い環境で生活していますか？
☐ 知力、創造力、学習能力を働かせていますか？
☐ 否定的な思考パターンを肯定的なものに変えていますか？

● **頼れる人間関係をつくる**
普段の生活の中の人間関係も大切です。

☐ 癒し・癒される関係を他者と築いていますか？
☐ 一緒に楽しい時間を過ごせる人がいますか？
☐ 多くの時間をその人と一緒に過ごしていますか？
☐ 困ったときに助けを求められる人やグループがありますか？

[1] アメリカの歯科医師。専門的・個人的な課題を抱える多くの開業医に対し、解決方法の提示や支援を行なっている。

※2『New York Evening Post（現New York Post）』のジャーナリスト。

※3 アメリカにおけるソーシャルワークのパイオニア。

● ユーモアを持つ

　ジャーナリストのノーマン・カズンズ※2は、笑いを「心のジョギング」と表現しました。人生には滑稽なことも多いもの。真剣に受け取りすぎてはいけません。

- ☐ あなたの人生に、愛情のこもった温かいユーモアや笑いはありますか？
- ☐ 笑顔になる、うれしくなるような活動をしていますか？
- ☐ 歯科診療はその1つですか？
- ☐ 人生が滑稽に思えたとき、そのバカバカしさを笑い飛ばすことができますか？

● 遊ぶ

　私たちは誰もが子どもであり、遊びが大好きです。遊びは気晴らしのチャンスです。1860年代に活躍した医師のリチャード・キャボット※3は「遊びは魂を元気にする」と言いました。「仕事と遊びのバランスが取れている歯科医療者のほうがストレスにうまく対処できる」という研究論文もあります。テニスやゴルフ、キャンプやバーベキューに仕事と同じくらい真剣に取り組んでいる人もいます。

- ☐ あなたの遊びは、新たな活力を与えてくれますか？
- ☐ 気晴らしになっていますか？

● ポジティブ・シンキングを心がける

　思考はポジティブであれネガティブであれ、私たちの生活の質を左右します。目に見えないエネルギーが体を弱らせ、気力を失わせることもあるのです。アメリカ先住民の呪術医ローリング・サンダーは次のように言っています。

「自分の思考に責任を持たなければならない。思考をコントロールすることを学ぶのだ。それは簡単ではないかもしれないが、不可能ではない」

「何を考えるかは選ぶことができる。余計な考えが頭に浮かぶときは『私はそんな考えはしない』と宣言し、排除してしまおう」

　良い目的で話し、余計な考えは気に留めないこと。常に澄んだ心で考える大切さを彼は強調しています。こうした「ポジティブ・シンキングを心がけよう」「正しく良く真実で美しいものに集中しよう」という考えは、すべての宗教と文化に共通しています。
　思考は偶然起こるわけではありません。**あなたは自分で自分の思考を変えること**

ができ、それによって生活の質が決まるのです。"自分の思考は自分次第"です。

● **自分自身を知る**
ソクラテスは「汝自身を知れ」と言いました。歯科医師の大半は、治療における完璧主義者です。これは歯学部の教育で植えつけられたものですが、それを捨てて人間らしさを取り戻す必要があります。
認知心理学者のデビッド・バーンズ[※4]は次のように言っています。

「完璧主義の陰には常に恐怖が潜んでいる。恐怖に立ち向かい、自分の人間らしさを認めることで、逆説的にもっと幸福でもっと豊かな人間になることができる」

つい非現実的な完璧さを自分に求めてしまうパーソナル・ヒストリーを知ること。そして自分への期待をほどほどにすることは、自分を思いやる基本です。

☐ あなたは自分のストレスの原因を知っていますか？
☐ 自分のパーソナル・ヒストリー（教育、家族、今のあなたを形づくる過去の出来事）を知っていますか？
☐ そうした出来事があなたの生活にどのように現れているか、理解していますか？

● **専門家のカウンセリングを受ける**
あなた自身を大切にするために、心理学者、心理療法士、ソーシャルワーカー、聖職者などの専門家の支援が必要なときがあります。熟練したカウンセラーの導きによって、あなたは自分を悩ませている問題を理解し、解決の見通しを立てることができます。

● **意味ある仕事を創造する**
「仕事（work）」は「ジョブ（job）」や「キャリア（carrier）」「職業（profession）」とは違います。ジョブは、プライベートで使うお金を稼ぐためや、諸々の支払いのために行なうもの。キャリアや職業は、楽しいから行なう仕事です。それに対し**「仕事（work）」は、娯楽よりもずっと楽しくて充実しています。**

歯科におけるもっとも大きなストレスの1つは、「歯科はジョブである」という認識ではないでしょうか。私自身、職場に行くことを考えたり週末に職場の側を通ったりしただけで体が震えたことがありました。多くの人は「プライベートを楽しむためにどうし

※4 スタンフォード大学医学部の精神医学・行動科学名誉教授。うつ病の評価尺度『Burns Depression』の開発者。

ても収入が必要だ」と考えます。あるいは、「借金があるから身動きできず、自分がやりたい歯科医療を実践できない」という人もいるでしょう。

　では、お金はいくらあれば十分なのでしょうか。ロックフェラー家のひとりはこの質問に対し「もうあと少し！」と答えました。ぶら下げたニンジンを追いかける馬が常に満たされないのと同じです。つまり、キリがないということです。

　私は「ボランタリー・シンプリシティ[※5]」の生活に価値があると思っています。これは、"外見上はシンプルに、内面は豊かに生きる"ということであり、そうした人生を自ら選ぶということです。**クライエントとのあいだに深い信頼関係を築き、その人の人生がより良くなるよう支援するというのは、まさに内面を豊かにする仕事ではないでしょうか。**

※5 マハトマ・ガンディーの門下、リチャード・グレッグが作った言葉。

☐ **意味ある仕事をしていると、感じることができていますか？**

> 歯科診療というのは、単純で簡単なものではないことを
> 思い出してください。
> 私自身、クライエントと向き合う中で、
> 自分の強みと弱みの両方が増幅しました。
> 自分の強みを見つけ、それが歯科診療に有用だとわかった一方で、
> 自分の弱みもまた際立ってきたのです。
> 以上に述べた癒しの習慣は、
> 強みと弱みのあいだのギャップを埋めるうえでとても役に立ちました。
> あなたの「導き手」としての生活にもきっと役立つでしょう。

第 24 章　MI を学ぶ者にとって大切なこと

■ おわりに

　「Dental practice(歯科医業)」という言葉はよく、歯科の様々な診療を患者に提供する主体を指して使われます。なぜこの言葉が使われるようになったのかはわかりませんが、歯科医療者が自分の知識やスキル、思いやりをどのように身につけるべきかをとてもうまく表現しています。「Practitioner(医療者)」、「Practice of dentistry(歯科医療の実践)」という言葉もまた、この習得のプロセスを表現する言葉です。

　つまり、「Practice(練習)」こそが歯科診療を上達させるための方法であり、あなた自身やクライエントの思いやり方を学ぶための方法だということ。歯科診療を上達させMIをうまく使えるようになるためには、練習あるのみなのです。それには勇気と粘り強さが必要です。

　MIをうまく使うことができるようになれば、歯科医療に長年存在していた"相手の話を聞く"というコミュニケーションの穴を埋めることができます。そして、クライエントとのあいだに特別な関係を築くことができます。そのときあなたは、歯科医療従事者の中でも特別な、秀でた存在となるでしょう。信頼感に基づいた深い関係性があれば、クライエント一人ひとりに対し最良のケアやスキル、診断を提供できるようになるからです。

　さぁ、MIを学びましょう。そして、練習、練習、練習あるのみです。

MOTIVATIONAL INTERVIEWING IN DENTISTRY
HELPING PEOPLE BECOME HEALTHIER

by Lynn D. Carlisle, DDS

Copyright © 2014 by Lynn D. Carlisle
All rights reserved.

Japanese translation rights arranged directly with the author.

MI
Motivational Interviewing In Dentistry
世界の医療界が変わった、MIの"問いかけ話法"

2019年2月6日　初版第1刷発行

著　　者	リン・カーライル
発 行 者	大竹 喜一
発 行 所	株式会社オーラルケア
	〒116-0013　東京都荒川区西日暮里2-32-9
	TEL：03-3801-0151　http://www.oralcare.co.jp
編集・制作	株式会社オーシープランニング
印刷・製本	株式会社エデュプレス

Copyright©2019. OralCare All Rights Reserved.
ISBN978-4-925102-38-4

無断転載禁止。落丁・乱丁本はお取り替えいたします。